# 流感病毒功能获得性研究风险评估

田德桥 王 华 曹 诚 著

科学出版社

北 京

# 内 容 简 介

生物技术是典型的两用性技术，具有双刃剑的特点，其可能被谬用产生灾难性的后果。近些年，生物技术两用性的一个焦点问题是流感病毒"功能获得性"研究的生物安全风险问题。2012 年，荷兰伊拉斯姆斯大学和美国威斯康星大学两篇对于 H5N1 流感病毒突变获得在雪貂空气传播能力的论文在 Science 和 Nature 发表后引起了国际社会的广泛关注。为了评估流感病毒功能获得性研究的风险与收益，为相应政策制订提供依据，美国生物安全科学顾问委员会(NSABB)、美国科学院及一些独立的研究机构开展了大量论证与分析工作，并发布了一些研究报告。本书基于上述文献，对流感病毒功能获得性研究的风险评估方法等进行了阐述。

本书可为我国从事生物安全政策研究、流感病毒研究等工作的人员提供参考。

**图书在版编目(CIP)数据**

流感病毒功能获得性研究风险评估 / 田德桥，王华，曹诚著.—北京：科学出版社，2018.9
　ISBN 978-7-03-058699-5

Ⅰ.①流… Ⅱ.①田… ②王… ③曹… Ⅲ.①流感病毒–研究
Ⅳ.①R373.1

中国版本图书馆CIP数据核字(2018)第202200号

责任编辑：李　悦　刘　晶 / 责任校对：杨　然
责任印制：张　伟 / 封面设计：刘新新

**科 学 出 版 社** 出版
北京东黄城根北街 16 号
邮政编码：100717
http://www.sciencep.com

**北京虎彩文化传播有限公司** 印刷
科学出版社发行　各地新华书店经销

\*

2018 年 9 月第 一 版　开本：720 × 1000　1/16
2019 年 3 月第二次印刷　印张：10 1/4
字数：212 000

**定价：98.00 元**
(如有印装质量问题，我社负责调换)

# 前　　言

　　生物技术是当今世界发展最快的技术领域之一。生物技术的快速发展推动着科技的进步，促进着经济的发展，改变着人们的生活，并影响着人类社会的发展进程。然而，生物技术是典型的两用性(dual-use)技术，具有"双刃剑"的特点，也可能被谬用产生灾难性的后果。如何避免和防止生物技术谬用是世界各国面临的紧迫问题。

　　近些年，生物技术两用性的一个焦点问题是流感病毒"功能获得性(gain-of-function，GOF)"研究的生物安全风险问题。"功能获得性"一词通常是指获得新生物表型或者提高现有生物表型。"功能获得性"研究和"功能缺失性(loss-of-function，LOF)"研究在分子微生物学研究中很普遍，其对理解感染性疾病的致病机制有重要意义。自然发生或者实验室操作均可改变某个生物体的基因组，导致其生物功能的缺失或获得，进而改变其表型。

　　"值得关注的功能获得性研究(gain-of-function research of concern，GOFROC)"是指一个时期以来，受到各界关注，具有潜在生物安全风险的功能获得性研究。这些"功能获得性"研究所得到的病原体因其高传播性和高毒力在人群中具有大流行性潜力。2012 年，荷兰伊拉斯姆斯大学和美国威斯康星大学在 *Science* 和 *Nature* 发表了两篇论文，揭示了通过对 H5N1 流感病毒基因突变而使其获得了在雪貂间的空气传播能力，引起了国际社会的广泛关注。

　　为了评估功能获得性研究的风险与收益，并为相应政策制定提供依据，美国政府启动了流感病毒功能获得性研究风险评估审议程序。美国国家生物安全科学顾问委员会(National Science Advisory Board for Biosecurity，NSABB)、美国科学院及一些独立的研究机构开展了大量研究与分析工作。同时，一些从事 GOF 实验室研究工作及流行病学或政策研究工作的人员也发表了支持或反对 GOF 研究的相关论文。本书基于上述文献，对流感病毒功能获得性研究的风险评估进行概述，包括两用性研究及其风险评估、流感病毒概述、流感病毒功能获得性研究及争论、美国评估与审议行动、biosafety 评估、biosecurity 评估、收益评估、NSABB 建议等章节。

　　"生物安全"在英语中有两个词："biosafety"和"biosecurity"。"biosafety"主要是指采取措施预防生物剂的非蓄意释放；"biosecurity"是指采取措施阻止生物剂的蓄意释放。生物技术均存在或高或低的生物安全风险。除了流感病毒功能获得性研究以外，近些年对其生物安全问题关注较多的前沿生物技术还包括合成生物学技术、基因编辑技术、基因驱动技术等。本书对流感病毒功能获得性研究风险评估方法的阐述，对其他两用生物技术风险评估具有很好的借鉴作用。

随着科研经费投入不断加大、科技水平发展加快，我国正在从科技大国向科技强国迈进。生物技术领域被列入国家战略性新兴产业，一些新兴生物技术正在快速发展，但我国需要进一步关注生物技术的潜在生物安全风险，并制定相应的管控政策。

本书为国家科技部重点专项(2016YFC1202405)课题的相关成果总结，军事科学院军事医学研究院田德桥副研究员、王华副研究员、曹诚研究员为本书主要编写人员。

本书可为我国从事生物安全政策研究、流感病毒研究等工作的人员提供参考。

作　者

2018 年 3 月

# 缩　略　词

| 缩略词 | 英文名称 | 中文名称 |
| --- | --- | --- |
| Alt-GOF | alternative-gain-of-function | 功能获得性研究的替代方法 |
| BA | benefit analysis | 收益评估 |
| BARDA | Biomedical Advanced Research and Development Authority | 生物医学高级研发管理局 |
| BMBL | Biosafety in Microbiological and Biomedical Laboratories | 《微生物和生物医学实验室生物安全管理办法》 |
| BSL | biosafety level | 生物安全级别 |
| BWC | Biological Weapons Convention | 《禁止生物武器公约》 |
| CBRN | chemical，biological，radiological and nuclear | 化学、生物、放射和核 |
| CDC | Centers for Disease Control and Prevention | 美国疾病预防控制中心 |
| CoV | Coronavirus | 冠状病毒 |
| CVV | candidate vaccine virus | 候选疫苗病毒 |
| CWC | Chemical Weapons Convention | 《禁止化学武器公约》 |
| DOD | Department of Defense | 美国国防部 |
| DURC | dual use research of concern | 值得关注的两用性研究 |
| FBI | The Federal Bureau of Investigation | 美国联邦调查局 |
| FDA | Food and Drug Administration | 美国食品药品监督管理局 |
| FSAP | Federal Select Agent Program | 选择性病原体计划 |
| FTA | fault tree analysis | 故障树分析法 |
| GOF | gain-of-function | 功能获得性 |
| GOFROC | gain-of-function research of concern | 值得关注的功能获得性研究 |
| HA | hemagglutinin | 血凝素 |
| HHS | Department of Health and Human Services | 美国卫生与公众服务部 |

| 缩略词 | 英文名称 | 中文名称 |
| --- | --- | --- |
| HPAI | highly pathogenic avian influenza | 高致病性禽流感 |
| HTS | high-throughput screening | 高通量筛选 |
| IBC | Institutional Biosafety Committees | 研究机构生物安全委员会 |
| iGEM | International Genetically Engineered Machine Competition | 国际遗传工程机器大赛 |
| IIM | interactive influenza model | 互动式流感模型 |
| IOM | Institute of Medicine | 美国科学院医学研究所 |
| IRE | Institutional Review Entity | 研究机构审查实体 |
| LAI | laboratory-acquired infections | 实验室获得性感染 |
| LOF | loss-of-function | 功能缺失性 |
| LPAI | low pathogenic avian influenza | 低致病性禽流感 |
| MCM | medical countermeasures | 医学应对措施 |
| MERS | Middle East respiratory syndrome | 中东呼吸综合征 |
| NA | neuraminidase | 神经氨酸酶 |
| NAP | The National Academies Press | 美国国家科学院出版社 |
| NBAF | National Bio- and Agro-Defense Facility | 美国国家生物和农业防御设施 |
| NBIC | nanotechnology，biotechnology，information technology，cognitive neuroscience | 纳米技术、生物技术、信息技术和认知神经科学 |
| NEIDL | National Emerging Infectious Diseases Laboratory | 美国国家新发感染性疾病实验室 |
| NIAID | National Institute of Allergy and Infectious Diseases | 美国过敏与感染性疾病研究所 |
| NIH | National Institutes of Health | 美国国立卫生研究院 |
| NSABB | National Science Advisory Board for Biosecurity | 美国国家生物安全科学顾问委员会 |
| OSTP | Office of Science and Technology Policy | 白宫科技政策办公室 |
| PCR | polymerase chain reaction | 聚合酶链反应 |
| PPP | pathogens with pandemic potential | 潜在大流行病原体 |

| 缩略词 | 英文名称 | 中文名称 |
|---|---|---|
| RAC | Recombinant DNA Advisory Committee | 重组 DNA 咨询委员会 |
| RBA | risk benefit analysis | 风险和收益评估 |
| RNP | ribonucleoprotein complex | 核蛋白复合物 |
| RT- PCR | reverse transcription-polymerase chain reaction | 逆转录 PCR |
| SARS | severe acute respiratory syndromes | 严重急性呼吸综合征 |
| SEIR | susceptible，exposed，infectious，recovered | 易感、暴露、感染、恢复 |
| USDA | United States Department of Agriculture | 美国农业部 |
| VLP | virus-like particle | 病毒样颗粒 |
| WHO | World Health Organization | 世界卫生组织 |

# 目　　录

# 第一章　两用生物技术及其风险评估

## 第一节　生物技术的两用性

2014 年，在美国政府发布的《美国政府生命科学两用性研究研究机构监管政策》[1]中对"两用性研究(dual use research)"及"值得关注的两用性研究(dual use research of concern，DURC)"进行了定义：

生命科学研究对于科技的进步，以及公共卫生、农作物、畜牧业和环境领域都具有重要的作用。然而一些可以合法进行的研究也可以用于有害的目的，这类研究被称为"两用性研究(dual use research)"。"值得关注的两用性研究(dual use research of concern，DURC)"是生命科学研究所提供的知识、信息、产品或技术可能直接被误用，对公众健康和安全、农作物和其他植物、动物、环境、材料或国家安全构成重大威胁，产生广泛潜在影响的研究。

该定义基于美国生物安全科学顾问委员会(NSABB)既往对两用生物技术相关的定义[2]。

### 一、生物技术两用性问题的产生

随着生物技术的发展，生命科学领域一些研究成果的发表引起了人们对其被恶意利用的担心，从而产生了生物技术两用性问题。2001 年，澳大利亚联邦科学与工业研究组织的 Jackson 等在 *Journal of Virology* 刊登了通过在鼠痘病毒中加入白细胞介素 4(IL-4)基因，意外产生强致死性病毒的研究[3]。2002 年，*Nature* 刊出了美国纽约州立大学石溪分校完成的通过化学方法合成脊髓灰质炎病毒的文章[4]。2005 年 10 月，*Nature* 刊出了美国陆军病理学研究所 Taubenberger 等报道的 1918 大流行流感病毒最后测定的 3 个基因的序列[5]。2005 年 10 月，*Science* 刊出了美国疾病预防控制中心 Tumpey 等重新构建 1918 流感病毒，并对其特性进行分析的文章[6]。2012 年 5 月，*Nature* 刊出了美国威斯康星大学 Kawaoka 等对于 H5N1 流感病毒突变使其在哺乳动物间传播的研究结果[7]。2012 年 6 月，*Science* 刊出了荷兰伊拉斯姆斯大学医学中心的 Fouchier 等进行的 H5N1 流感病毒突变在哺乳动物间传播的研究结果[8]。

许多科学家、政策研究人员及国际组织对生物技术两用性研究所带来的后果甚为担忧。2002 年，人工合成脊髓灰质炎病毒的文章发表后，美国国会议员 Dave Weldon 等提出了对一些期刊发表此类研究结果的担心，认为"这给恐怖主义者描绘了合成危险病原体的蓝图"[9]。另外，对于是否要在互联网发布天花病毒等基因组序列，一些人认为应当慎重考虑[10]。但英国桑格研究所的 Julian Parkhill 等人认为限制基因组数据并不能阻止生物恐怖，基因组数据对于生物防御药物、疫苗研究及病原体监测非常有用，而对生物恐怖所需要的大规模培养、储存、播散等技术没有太大帮助[11]。2012 年，美国威斯康星大学麦迪逊分校 Kawaoka 和荷兰伊拉斯姆斯大学医学中心 Fouchier 进行的 H5N1 禽流感基因突变研究的生物安全问题引起了广泛争论[12]。有人担心，变异的病毒可能会被无意中泄漏出来，或者重要的信息会落入恐怖分子之手，因此呼吁终止研究或者不对公众发布重要信息。一些学者也就两用生物技术的风险进行了分析[13,14]，美国科学院就两用生物技术的生物安全问题发布了相关报告[15~17]。

**二、生物技术两用性管控措施**

针对生物技术两用性管控，一些国际组织做出了很多努力，同时一些国家也采取了有针对性的措施。

1. 加强病原微生物实验室生物安全管控

病原微生物遗传改造是生物技术两用性的重点关注领域，规范病原微生物的实验室操作可以降低生物技术两用性的风险。世界卫生组织及一些国家和地区确定了病原微生物的实验室危险性分类清单，明确了各种病原微生物应在何种生物安全级别的实验室进行操作。世界卫生组织在 2004 年发布的《实验室生物安全手册》(第三版)中阐述了病原微生物实验室生物安全 4 个类别的分类标准。美国国立卫生研究院(National Institutes of Health，NIH)于 1994 年发布并随后不断修订了《NIH 涉及重组 DNA 研究的生物安全指南》，其将病原微生物分为 4 类，并公布了各类清单。欧盟(欧洲议会和理事会)在 2000 年 9 月《关于保护从事危险生物剂操作人员安全的第 2000/54/EC 号指令》中将病原微生物分为 4 类，并确定了各类清单[18]。

2. 建立生物技术两用性监管咨询机构

生物技术两用性往往涉及一些前沿技术，无既往可借鉴的管理措施，需要权威部门提供咨询、指导。美国卫生与公众服务部(Department of Health and Human Services，HHS)于 2005 年成立了生物安全科学顾问委员会(NSABB)，对生物"两用性"研究在国家安全和科学研究需要上提供建议。生物安全科学顾问委员会主要任务包括：对于生物两用性研究建立确定标准；对生物两用性研究提出指导方针；对政府在出版潜在敏感研究及科研人员进行安全教育方面提供建议[19]。美国国家生物安全科学顾问委员会由美国国立卫生研究院负责管理，有 25 名具有投票权的成员，涉及的领域包括生物伦理学、国家安全、情报、生物防御、出口控制、法律、出版、分子生物学、微生物学、临床感染性疾病、实验室安全、公共卫生、流行病学、药品生产、兽医医学、植物医学、食品生产等方面。另外，这个委员会还包括来自 15 个联邦机构的成员，这些联邦机构包括卫生与公众服务部、能源部、国土安全部、国防部、内务部、环境保护总局、农业部、国家科学基金、司法部、国务院、商务部等。

3. 确定需要重点监管的生物技术两用性研究类别

针对不断增多的流感病毒功能获得性研究，2013 年 2 月，美国白宫科技政策办公室(Office of Science and Technology Policy，OSTP)发布了《美国政府生命科学两用性研究的监管政策》[20]。其中，监管的主要研究包括：①提高病原体或毒素的致病性；②影响针对病原体或毒素的免疫性；③使病原体或毒素抵抗现有预防、治疗或诊断措施；④增加病原体的稳定性、传播性或播散能力；⑤改变病原体或毒素的宿主范围或趋向性；⑥提高病原体或毒素对于人群的敏感性；⑦产生或重新构建已经灭绝的病原体、毒素。随后在 2014 年 9 月 OSTP 又发布了《美国政府生命科学两用性研究研究机构监管政策》[1]。

4. 加强生物技术两用性科研项目审批监管

具有潜在生物技术两用性风险的科研项目进行严格审批是降低风险的重要途径。为了进一步加强对流感病毒功能获得性研究的监管，2013 年 2 月美国卫生与公众服务部(HHS)发布了加强 H5N1 禽流感病毒功能获得性研究(GOF)项目经费审批的指导意见[21,22]。该指导意见列出了 7 条标准，所有的标准必须同时具备才可获得卫生与公众服务部(HHS)的经费资助。这些标准包括：①病毒可以通过自然进化过程产生；②研究所解决的科学问题对公共卫生具有重要意义；③科学问题的解决没有其他风险更低的方法；④对于实验室研究人员及公众的生物安全(biosafety)风险可以完全消除或控制；⑤生物安全(biosecurity)风险可以被完全消除和控制；⑥研究成果可以被广泛分享，使全球健康受益；⑦研究工作可以容易地被监管。

# 第二节　风　险　评　估

## 一、术语和定义

在由中国合格评定国家认可中心编写的《生物安全实验室认可与管理基础知识——风险评估技术指南》[23]及国家标准《风险管理术语》[24]中列出了风险评估相关术语与定义：

(1) 风险(risk)：某一事件发生的概率和其后果的组合。

(2) 概率(probability)：某一事件发生的可能程度。

(3)事件(event)：一系列特定情况的发生。

(4)风险准则(risk criteria)：评价风险严重性的依据。

(5)风险管理(risk management)：指导和控制某一组织与风险相关问题的协调活动。

(6)风险管理体系(risk management system)：组织的管理体系中与管理风险有关的要素集合。

(7)风险沟通(risk communication)：决策者和其他利益相关者之间交换或分享关于风险的信息。

(8)风险评估(risk assessment)：包括风险分析和风险评价在内的全部过程。

(9)风险分析(risk analysis)：系统地运用相关信息来确认风险的来源，并对风险进行估计。

(10)风险识别(risk identification)：发现、列举和描述风险要素的过程。

(11)风险评价(risk evaluation)：将估计后的风险与给定的风险准则对比，来决定风险严重性的过程。

(12)风险处理(risk treatment)：选择及实施调整风险应对措施的过程。

(13)风险控制(risk control)：实施风险管理决策的行为。

(14)风险承受(risk acceptance)：接受某一风险的决定。

(15)剩余风险(residual risk)：风险处理后还存在的风险。

## 二、风险评估的涵义

我国专家提出的"风险"的定义是：不确定性对目标的影响。在安全领域，风险相关定义是"对伤害的一种综合衡量，包括伤害发生的概率和伤害的严重程度"[25]。

风险评估包括风险识别、风险分析和风险评价的整个过程，是风险管理的基础。风险识别的目的是尽可能全面地找出那些可能妨碍、降低或延迟安全目标实现的因素(危险)、影响范围、事件及其原因和潜在的后果。风险分析是了解风险的性质，为风险评价，以及决定最适当的风险处理策略和方法提供信息。风险分析可以有不同的详细程度，包括定性的、半定量的、定量的或以上的组合。风险评价是在风险分析结果的基础上作出关于哪个风险需要处理的决策，并决定优先处理方案。

常用的风险分析方法可简单分为基于知识(knowledge-based)的分析方法和基于模型(model-based)的分析方法，定性(qualitative)分析方法和定量(quantitative)分析方法。其中，定性分析方法是凭借分析者的知识、经验和直觉，对事件发生的概率和后果的大小或高低程度进行定性与分级，可分为"很可能""有可能""实际不可能""极大""重大""可以忽略"等(表 1-1)。定量分析是对风险通过一定的模型和运算进行量化分析。

**表 1-1　概率分级示例表[23]**

| 发生情况 | 概率范围 |
| --- | --- |
| 实际不可能发生 | $10^{-7} \sim 10^{-6}$ |
| 极为不可能发生 | $10^{-6} \sim 10^{-5}$ |
| 非常不可能发生 | $10^{-5} \sim 10^{-4}$ |
| 一般不可能发生 | $10^{-4} \sim 10^{-3}$ |
| 发生的可能性较小 | $10^{-3} \sim 10^{-2}$ |
| 有可能发生 | $10^{-2} \sim 10^{-1}$ |
| 很可能发生 | $10^{-1} \sim 1$ |

风险识别和风险分析的目标是要回答以下三个问题：①会有什么问题发生？②发生的概率有多大？③如果发生，后果是什么？为了追求收益（如研究成果），一般不需要消除所有的风险或消除所有的风险是不现实的。风险评估需要回答的问题是：风险是否低至可以忽略？风险是否已降到合理可行的低水平？是否所有的风险是可以接受的？

风险评估的目的就是要作出决策——哪些风险是可以接受的？哪些是需要处理的？优先方案是什么？

# 第三节　两用生物技术风险管理[26]

根据美国化学和生物武器军备控制专家 Jonathan B. Tucker（乔纳森·塔克）主编的《创新、两用性和安全：对新兴生物和化学技术的风险管理》一书[26]，两用生物技术风险评估决策框架包括三个相互关联的过程：①技术监测用来发现新兴两用技术滥用的潜在风险；②技术评估以确定新兴两用技术滥用的可能性和对技术进行监管的可行性；③基于技术评估和成本效益分析选择管理措施。

## 一、技术监测

有效的技术监管的先决条件是有效的技术监测（technology monitoring），监测公共和私营部门新兴技术滥用的可能性。一些基本的技术监测机制已经存在，如《禁止生物武器公约》（Biological Weapons Convention，BWC）和《禁止化学武器公约》（Chemical Weapons Convention，CWC），每五年召开一次的审议会议，对公约相关条款中有影响的科学技术进展进行评估。其他一些组织也会对生物和化学领域的两用技术进行评估。澳大利亚集团(The Australia Group)成立了特别委员会,以审查某些关注的技术,就一些技术是否应加入该集团的统一出口管制清单提供咨询意见。政府也要求一些独立的科学咨询机构,如美国国家研究委员会(National Research Council)(美国国家科学院的一个机构)和英国皇家学会(British Royal Society)对新兴技术进行评估。另外,学术界和智库的一些学者也监测新兴技术,并评估其两用性的风险,如麻省理工学院的新兴技术计划(PoET)、加利福尼亚大学伯克利分校的合成生物工程研究中心(SynBERC)、华盛顿伍德罗威尔逊国际学者中心(Woodrow Wilson International Center for Scholars)的合成生物学项目等。

## 二、技术评估

一旦出现了一种新兴的两用技术,就必须系统地评估其特性。技术评估(technology assessment)侧重于两个关键点:滥用的风险及可管控性。基于以下 4 个方面来评估技术滥用的风险。

### 1. 可获得性

该参数评估获取技术的难易程度。滥用技术的第一步就是获取硬件、软件和相关的信息。这些硬件、软件和信息可能是商业上可获得的,也可能由于保密原因等受到限制。可获得性参数还考虑到购买技术所需的资金,以及这种支出是否在个人、集团或国家的承受范围之内。可获得性的另一个组成部分是给定的两用技术对其他技术的依赖。因此,在某些情况下获取某种技术也需要获取其上游技术。

### 2. 易于滥用

该参数考虑了掌握技术所需的专业知识水平,以及技术在多大程度上可成为非专业技能,使具有较少专业知识和实践经验的个人也可以使用。

### 3. 滥用造成潜在危害的程度

此参数衡量潜在危害的严重程度,包括:恶意使用导致的死亡人数和受伤人数;与事件处置相关的经济损失;诸如破坏、恐怖袭击和失去对政府信任所造成的社会影响。

### 4. 潜在滥用的紧迫性

该参数衡量恶意使用者能够多快造成损害。一般来说,在研发的早期阶段,技术滥用的风险较低;随着技术的成熟,滥用的风险增加。

描述滥用风险的 4 个参数中的每一个都分为 3 个等级(高、中、低),然后计算 4 个参数的平均数,以提供给定技术的总体风险水平。总的来说,总分高意味着该技术既有即时的滥用风险,又有很大的潜在造成大规模危害的可能性;而较低的分数则意味着该技术所带来的风险较久远，或者不具有能够造成大规模危害的潜力；总分为中等的技术，其风险在高分和低分之间。

决策框架包括对技术评估中具有高、中等风险的技术将采用何种管控措施。如果新兴技术的风险较低，当前不需制定相应管控措施，但需继续进行技术监测。

## 三、可管控性评估

### (一)管控措施

两用技术管控方法包括多种措施：硬法(hard-law)措施(强制性、基于法规的)，软法(soft-law)措施(自愿、非约束性的)，非正式(informal)措施(基于道义上的劝诚等)(表 1-2)。硬法措施包括许可证、认证等；软法措施包括自愿准则和行业自我管理等；非正式措施包括教育、提高认识、行为守则等。

**表 1-2　两用技术管控措施**

| | |
| --- | --- |
| 硬法措施 | 法令规定 |
| | 强制许可、认证、注册 |
| | 出口管制 |
| | 呈报规定 |
| 软法措施 | 安全准则 |
| | 工业科学界自我管理 |
| | 采用国际标准 |
| | 出版前审查 |
| 非正式措施 | 行为准则 |
| | 风险教育与意识提升 |
| | 举报通道 |
| | 透明度措施 |

### (二)管控措施评价指标

如果风险评估确定新兴技术具有高或中等的滥用风险，则决策框架将进入下一步，即确定技术对各种管控措施的适用性。根据 5 个不同的参数来衡量可管控性。

1. 表现形式

一些技术主要基于硬件形式，一些技术主要基于信息形式，而另外一些则是两者结合而成。由硬件形式体现的技术，通过出口管制等措施来管理相对容易。

相比之下，以信息形式体现的技术难以管理和控制，因为数据可以容易地进行传输。

**2. 成熟度**

影响可管控性的第二个参数是技术的成熟度，即其在从基础研究到商业化过程中所处的阶段。不同程度的成熟度包括：早期研究、高级研发和原型设计、早期市场化和广泛商业化。

**3. 聚合度**

该参数是指组合在一起以创建新设备或技术的不同学科的数量。例如，NBIC（nanotechnology，biotechnology，information technology，cognitive neuroscience）技术就是结合纳米技术、生物技术、信息技术和认知神经科学。同样，纳米生物技术涉及纳米技术和生物技术的融合。依靠多学科高度融合的技术比只涉及一个或两个学科的技术更难管控。

**4. 进步速度**

进步速度是指技术的有效性(可靠性、发展速度、准确度等)随着时间的推移是线性增加、呈指数增长，还是停滞不前。一些技术进展缓慢，也有一些技术可能会迅速发展并具有更为直接的两用潜力。一般来说，技术进步越快，管控就越困难。

**5. 国际传播**

新兴技术在国际市场上可用程度差别很大。一些技术仅被一个或几个国家掌握，也有一些技术可以被广泛使用。在美国麻省理工学院举办的一年一度的国际遗传工程机器大赛(International Genetically Engineered Machine Competition，iGEM)通过吸引来自世界各地的学生团队参与，加速了合成生物学的发展。一般来说，掌握技术的国家数量越少，协调沟通的需求越少，其管控就越简单。相比之下，管控广泛存在的技术是一项艰巨的任务，它需要相关国际协调的规章或准则。

与定义滥用风险的4个参数一样，定义可管控性的5个参数以高、中、低进行评估。表1-3中总结了5个参数中的每个参数和新兴技术的可管控性评估结果之间的关系。

**表 1-3　参数和可管控性之间的关系**

| 管控性 | 表现形式 | 成熟度 | 聚合度 | 进步速度 | 国际传播 |
| --- | --- | --- | --- | --- | --- |
| 低管控性 | 信息 | 未成熟 | 高聚合水平 | 高进步速度 | 高国际传播水平 |
| 中管控性 | 混合(结合信息形式和硬件) | 成熟 | 中聚合水平 | 中进步速度 | 中国际传播水平 |
| 高管控性 | 硬件 | 适度 | 低聚合水平 | 低进步速度 | 低国际传播水平 |

## 四、成本效益分析

在确定了一套合适的管控措施之后，需进行成本效益分析。这一步骤包括衡量每项管控措施的收益与经济和其他成本的关系，包括技术的某些期望效益(健康、经济或环境)是否因管控措施而丧失等。

## 五、监管决策框架

总体来说，新兴两用技术监管决策框架包括以下步骤(图 1-1)。

(1)监督学术界、政府和私营企业技术的发展，目标是确定生物和化学领域是否有潜在滥用的新兴技术。

(2)根据 4 个参数来评估滥用新兴技术的风险：可获得性、易于滥用、潜在危害程度及潜在滥用的紧迫性。

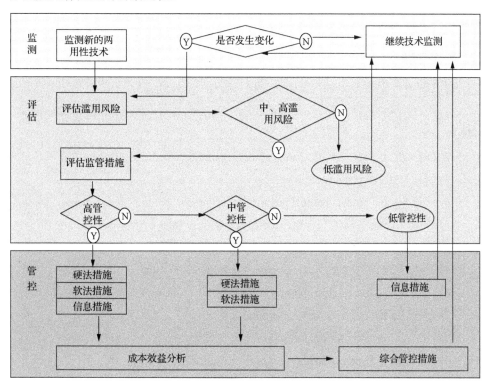

图 1-1　两用技术风险评估决策框架

(3)如果滥用总风险低，则不需要急于制定管控措施，但应继续监测其滥用的可能性是否随时间而增加。

(4)如果滥用的总体风险水平是中等或较高，则按照以下5个参数来评估技术的可管控性：表现形式、成熟度、聚合度、进步速度和国际传播。

(5)如果该技术的总体可管控性较低，则侧重于非正式管控措施。

(6)如果该技术的总体可管控性是中等的，除了非正式管控措施之外，还要考虑软法管理措施。

(7)如果该技术的总体可管控性很高，则应考虑到全部的管控措施，即非正式的、软法的和硬法的措施。

(8)如果与该技术相关的滥用风险异常严重和迫在眉睫，则应考虑采取更为严格的管控措施。

(9)根据成本效益分析，制定一套相应的管控措施，以可接受的成本和主要利益相关者可接受的方式降低滥用风险。

## 六、案例分析

对以下两用生物技术的风险(表1-4)与管控(表1-5)进行分析：

(1)组合化学和高通量筛选(combinatorial chemistry and high-throughput screening, HTS)；

(2)DNA改组和定向进化(DNA shuffling and directed evolution)；

(3)蛋白质工程(protein engineering)；

(4)病毒基因组合成(synthesis of viral genomes)；

(5)标准件合成生物学(synthetic biology with standard part)；

(6)精神药物研发(development of psychoactive drug)；

(7)肽生物调节剂的合成(synthesis of peptide bioregulator)；

(8)免疫调节(immunological modulation)；

(9)个人基因组学(personal genomics)；

(10)RNA干扰(RNA interference)；

(11)经颅磁刺激(transcranial magnetic stimulation)；

(12)化学微观过程设备(chemical micro process device)；

(13)基因治疗(gene therapy)；

(14)气溶胶疫苗(aerosol vaccine)。

**表 1-4　两用生物技术风险评估**

| 两用生物技术 | 基于可获得性的滥用风险 | 基于容易滥用程度的滥用风险 | 基于潜在危害程度的滥用风险 | 潜在滥用风险的紧迫性 | 总体滥用风险 |
|---|---|---|---|---|---|
| 组合化学和高通量筛选 | 高，已高度商业化，可在国家或恐怖组织的财政支持下发展 | 中等，有效利用该技术需要博士水平的专业知识来设计实验系统并筛选所得化合物，以确定高毒性的小分子 | 高，可以通过国家计划促进新型化学战剂的开发 | 高、紧迫，鉴于目前该技术发展的普遍性 | 高 |
| DNA改组和定向进化 | 高，具有可用的专利或非专利方法 | 中等，该技术只需要基本的分子生物学技能；即便如此，应用需要专业知识 | 高，技术可以用于发展高度危险的微生物和毒素，而不需要了解其生物学机制 | 中等，风险的滥用取决于子有害病原体的筛选程序 | 高 |
| 蛋白质工程 | 中等，取决于研发基础设施和专业知识 | 中等，理性设计需高水平的专业知识，但定向进化是相对容易的 | 中等，可能会导致新型毒剂的开发 | 中等，目前技术成熟所造成的风险可被专业知识抵消 | 中 |
| 病毒基因组合成 | 高，可以通过互联网从供应商订购许多病毒合成所需的基因序列 | 中等，合成大于180个碱基对的序列仍需要一定技巧，并且目前构建存在技术障碍 | 高，可能会重构危险的病原体，包括已经灭绝或被高度控制的病毒 | 高，存在技术障碍，但随着技术进步可能会减少 | 高 |
| 标准件合成生物学 | 中等，该领域仍然处于初期，但由于出现了商业化的生物部件(BioBrick)试剂盒，其可获得性很快的增长 | 低，目前由于没有可用武器化部件和设备，滥用很难实现 | 中等，从长远看，可能会用于开发新型和高度危险的合成生物 | 低，长期而言，可能达到中等水平 | 低 |
| 精神药物研发 | 高，精神活性药物可用于治疗和实验；个人、团体或国家可通过一定的渠道购买 | 中等，药物研发需要博士水平的技术技能 | 高，可能会导致新的军事，以及恐怖分子的使用 | 高 | 高 |
| 肽生物调节剂的合成 | 高，可以获得从兑到千克的规模，一些供应商可以生产数吨；可以通过互联网的供应商订购定制的肽 | 中等，滥用不容易，需要相应的知识、经验和技术 | 中等，可能会导致新的军事，以及恐怖分子的使用 | 高，鉴于目前对"非致命"武器的兴趣和生物调节剂研究的快速发展，有短期至中期的风险；如果选择一种生物调节剂作为战剂，则短时间内可以实现[2] | 中等 |
| 免疫调节 | 中等，需要具有博士水平的技能 | 低，由于要求懂得各种领域的知识，需要对动物和临床测试，因而难以滥用 | 中等，具有秘密和大规模实施的可能性 | 中等 | 中等 |

续表

| 两用生物技术 | 基于可获得性的滥用风险 | 基于容易滥用的滥用风险 | 基于潜在危害程度的滥用风险 | 潜在滥用风险的紧迫性 | 总体滥用风险 |
|---|---|---|---|---|---|
| 个人基因组学 | 低，需要科学知识的进一步深入 | 低，武器化的能力还不存在 | 中等，如果可以开发与遗传靶点相关的生物剂，导致的危害性可能很高，但这只是理论性的 | 低，大型基因组学数据库尚未存在武器相关的科学知识需要更长的时间 | 低 |
| RNA干扰 | 中等，大多数分子生物学研究实验室可以实施该技术，但它需要大量的资源投入 | 低，该技术的具体应用要来自各领域的知识 | 高，通过将RNAi与病毒结合，可能会发展出高感染性和毒性的感染因子，甚至可以开发针对种族的武器 | 低，长期，由于需要多年的研发才能创建和优化基于RNAi的武器 | 中等 |
| 经颅磁刺激 | 高，个人、团体或国家可通过一定方式在商业市场上购买相应设备 | 中等，某种程度上是非专业技能 | 低，没有大规模伤亡风险 | 低，该技术是可获得的，但没有造成大量伤亡的潜力 | 低 |
| 化学微观过程设备 | 高，已商业化 | 中等，需要一定的知识 | 中等，可以促进小型、易隐藏的生产工厂大规模生产化学战剂 | 高，立即，鉴于硬件和软件的商业可用性 | 高 |
| 基因治疗 | 中等，病毒载体技术是可获得的 | 低，该领域需要大量专业知识 | 中等，如果可以创建"隐形"病毒载体技术，则危害生产会很高 | 低，长期，使用病毒载体技术的商业可用性风险 | 低 |
| 气溶胶疫苗 | 中等，经典气溶胶疫苗在科学文献中被广泛描述 | 低，需要环境和呼吸系统中的气溶胶相关知识 | 低，潜在造成大规模伤亡 | 低，长期 | 低 |

表 1-5　两用生物技术可管控性评估

| 两用生物技术 | 基于表现形式的管控 | 基于成熟度的管控 | 基于聚合度的管控 | 基于技术进步的管控 | 基于国际传播的管控 | 总体可管控性 |
|---|---|---|---|---|---|---|
| 组合化学和高通量筛选 | 中等（融合），硬件和软件集成 | 中等（非常成熟），商业化 | 中等（适度聚合），小型实验室机器人，药物筛选 | 高（低进展速率），在1988-1992年期间呈指数增长，之后处于平稳状态 | 中等（适度的国际传播），主要供应商在美国、欧洲和日本 | 中等 |
| DNA改组和定向进化 | 低（信息），该技术是现有生物技术的延伸 | 中等（非常成熟），广泛应用于蛋白质工程研究与集成 | 高（低聚合度） | 低（高进展速率），在20世纪90年代取得了重大进展 | 低（高国际传播），技术在很大程度上是全球性的 | 低 |
| 蛋白质工程 | 中等（融合），主要是技术，但具有一些专有软件 | 高（适度成熟），技术进步明显；一些融合毒素商业化 | 中等（适度聚合），化学合成DNA，蛋白质生物化学，分子建模软件 | 中等（适度进展速率），从20世纪80年代中期到90年代中期快速增长 | 低（国际传播），与现代分子生物学发展相一致 | 中等 |
| 病毒基因组合成 | 中等（融合），DNA合成技术加上科学知识的进步 | 中等（非常成熟），从私人供应商处获得 | 中等（适度聚合），整合生物技术、工程、纳米技术、生物信息学 | 低（高进展速率），快速提高其速度、准确性和成本 | 中等（适度的国际传播），全球约50家公司可合成基因长度的序列 | 中等 |
| 标准件合成生物学 | 中等（融合），以材料为基础，融合重要的硬件（DNA合成仪）和生物信息学 | 低（不成熟），仍处于发展阶段 | 低（高聚合），DNA合成，分子生物学，工程学，生物信息学 | 中等（适度的进展速率），标准件数量剧增，但每种应用仍然需要无分的研究开发和细化 | 中等（适度的国际传播） | 中等 |
| 精神药物研发 | 低（信息） | 中等（非常成熟），许多精神药物是商业化的 | 中等（适度聚合），神经科学、神经成像、药理学和分子遗传学 | 低（高进展速率），在发现新的神经递质受体系统 | 中等（适度的国际传播），任何具有药物研发能力的国家都可以进行 | 中等 |
| 肽生物调节剂的合成 | 中等（融合），应用主要基于专业知识，但肽的大规模生产需要专门的自动合成器 | 中等（非常成熟），肽合成技术成熟且可商业化 | 中等（适度聚合），脑研究、系统生物学、肽自动合成 | 低（高进展速率），药物研发快速增长 | 中等（适度的国际传播），欧洲、加拿大、中国、印度、日本、韩国和美国均有 | 中等 |
| 免疫调节 | 低（信息），涉及技术的融合 | 高（适度成熟），一些商业化应用可用 | 低（高聚合），生物技术、动物和人体测试 | 低（高进展速率） | 中等（适度的国际传播），具有药物研发能力的所有国家都可以进行 | 低 |

续表

| 两用生物技术 | 基于表现形式的管控 | 基于成熟度的管控 | 基于聚合度的管控 | 基于技术进步的管控 | 基于国际传播的管控 | 总体可管控性 |
|---|---|---|---|---|---|---|
| 个人基因组学 | 低(信息)，基于信息技术，但数据库可能受到监管 | 中等(非常成熟)，个人基因组学服务和DNA测序技术能受到商业化 | 中等(适度聚合)，DNA测序、系统生物学、生物信息学和流行病学 | 低(高进展速率)，自2007年以来迅速发展、之前进展很慢 | 中等(适度的国际传播)，大多数个人基因组学服务遍及北美和欧洲，现已扩展到世界其他地区 | 中等 |
| RNA干扰 | 低(信息) | 中等(非常成熟)，试剂可商购；药物应用正在进行临床试验 | 中等(适度聚合)，人类基因组学、小分子生物化学、基因工程和RNA合成 | 低(高进展速率)，应用仍然需要深入的研发 | 低(高国际传播)，工业和发展中国家正在进行研究；大量的公司提供试剂和研究服务 | 低 |
| 经颅磁刺激 | 高(融合)，主要具有专业功能的硬件 | 中等，FDA批准用于重度抑郁症 | 高(低聚合度，有限的聚合度，尽管它可以与功能性核磁共振(MRI)和其他脑成像结合使用 | 中等(适度的进展速率，神经科医师和精神科医师临床使用增加 | 高(低国际传播)，至少有9家美国和欧洲公司提供该技术 | 高 |
| 化学微观过程设备 | 高(融合)，主要是硬件，同时需要专门的计算机软件 | 高(适度成熟)，商业上可用，但制造商数量有限 | 中等(适度聚合)，专业材料、纳米反应理论 | 中等(适度的进展速率，越来越多的应用设备的多样性 | 高(低国际传播)，在欧洲、美国、日本和中国约有20家供应商 | 高 |
| 基因治疗 | 低(信息) | 高(适度成熟，仍在临床试验阶段) | 中等(适度聚合)，重组DNA、病毒学、免疫学 | 高(低进展速率) | 中等(适度的国际传播)，29个国家正在进行临床试验(大多数在北美和欧洲) | 中等 |
| 气溶胶疫苗 | 中等(融合)，主要基于专业技术(信息)，但需要使用气溶胶发生器 | 高(适度成熟)，包括市售的儿种兽药疫苗，以及一种新的人类疫苗(FluMist)；政府过去资助过相关研发 | 中等(适度聚合) | 中等(适度的进展速率，从1970年到1980年迅速发展，从21世纪初至今增长缓慢 | 高(低国际传播)，限于几个先进的工业国家 | 中等 |

## 七、两用生物技术综合评估

基于滥用风险和可管控性两个关键变量，表 1-6 中的三乘三矩阵提供了 14 种新兴的两用技术的评估。位于矩阵右上角的阴影区域中的 6 种技术具有高或中等程度的滥用风险，以及高或中等程度的可管控性。因此，这些技术需要制定具体的管控策略来进行相关的安全风险管理。

**表 1-6　两用生物技术评估**

| | | 可管控性 | | |
| --- | --- | --- | --- | --- |
| | | 低 | 中 | 高 |
| 滥用风险 | 高 | DNA 改组和定向进化 | 病毒基因组合成<br>组合化学和高通量筛选<br>精神药物开发 | 化学微观过程设备 |
| | 中 | 免疫调节<br>RNA 干扰 | 蛋白质工程<br>肽生物调节剂的合成 | |
| | 低 | | 标准件合成生物学<br>个人基因组学<br>基因治疗<br>气溶胶疫苗 | 经颅磁刺激 |

以上涉及的各项技术中，合成生物学的生物技术两用性问题是受关注较多的一个领域[27,28]。合成生物学的定义最早由波兰遗传学家 Waclaw Szybalski 提出，是指"设计新的调控元素，并将这些新的模块加入到已存在的基因组内，或者从头创建一个新的基因组，最终，将会出现合成的有机生命体"。合成生物学与传统生物学、现代生物技术的根本区别在于合成生物学是工程化的生物学。因此，从工程学的角度出发，合成生物学的本质是在明确的建造目标指导下，以工程化的范式从事生命科学研究与生物技术创新。欧洲委员会"关于新兴的和新近发现的健康风险科学委员会"于 2015 年提出了合成生物学的实用性定义，即合成生物学是一个将科学、技术和工程相结合的应用领域，旨在促进和加速对生物体遗传物质的设计、建造和改造[29]。

最近一些年，几种病毒的基因组被合成，如脊髓灰质炎病毒[4]、SARS 冠状病毒[30]、西尼罗河病毒[31]，1918 流感病毒[5,6]、马痘病毒[32]等。细菌基因组合成也取得了显著的进展[33]。合成病原体基因组的风险和收益并存，合成生物学技术可以使恐怖主义者获得一些危险的病原体，特别是那些被限制在高安全等级实验室的病毒（如犬化病毒），或是个容易从自然界分离的病毒（如埃博拉病毒或马尔堡病毒），或已经灭绝的病毒（如 1918 流感病毒）。当然，合成生物学也能够促进基础科学、疫苗研究等的发展[34]。

除此以外，近些年基因编辑及基因驱动技术的两用性问题也引起了广泛的关注。基因编辑技术能够对目标基因进行"编辑"，实现对特定 DNA 片段的敲除、插入等。CRISPR 技术的出现使基因编辑更为便捷。CRISPR 全称为规律成簇间隔短回文重复序列（clustered regulatory interspaced short palindromic repeat），是在细菌纲和古细菌纲中发现的，Cas 是一种核酸酶。CRISPR/Cas 所构建的特殊防御系统能够有效抵抗病毒及外界各种基因元件对其造成的干扰，同时其具有免疫记忆功能，当再次受到这些基因元件侵染时，细菌将通过小 RNA 介导的 CRISPR/Cas 免疫系统识别并降解噬菌体或质粒的 DNA，以抵抗噬菌体和质粒的二次侵染。理论上，通过设计不同的 RNA，可以引导 Cas 核酸酶对任何一个 DNA 位点进行改造，这为基因治疗和物种改造创造了极大的便利[35]。基因编辑技术可以精准地增加、删除或改变 DNA 序列，其在人体健康领域具有广泛的研究前景。例如，基因编辑技术可以用于免疫细胞的改造使其针对肿瘤细胞。基因编辑技术同样可用于发展针对一些遗传性疾病的治疗措施[36]。基因编辑技术具有被滥用的可能性，其被美国情报部门列为一种重要的潜在威胁[37]。

"基因驱动"是指特定基因有偏向性地遗传给下一代的一种自然现象。一般来讲，一个生物体基因的两个副本（即等位基因）每个都有 50%的概率传递给后代，但也有一些等位基因在繁殖的过程中被遗传的概率超过 50%，该等位基因携带的遗传性状能快速传递给后代，这就是基因驱动。将基因驱动元件和某一特定功能元件（如不孕基因、抗病毒基因）整合至目标物种体内，实现特定功能性状的快速遗传是当前控制虫媒疾病、保护农业和生态环境的研究方向之一。CRISPR/Cas9 等技术的发展使基因驱动变得更加容易实现[38]。现在基因驱动技术主要用于防控传播感染性疾病的蚊子研究，其目标是控制其数量[39,40]。基因驱动技术也存在两用性的潜在风险，如发展一种对特定病原体更易传播的蚊子，或将一种非传播媒介改造成传播媒介[38]。

另外，流感病毒功能获得性研究是近些年争论最多的生物技术两用性问题，本书后面几章将详细介绍。

## 参 考 文 献

[1] United States Government Policy for Institutional Oversight of Life Sciences Dual Use Research of Concern. http://www.phe.gov/s3/dualuse/Documents/oversight-durc.pdf.

[2] NSABB Draft Guidance Documents. Criteria for Indentifying Dual Use Research of Concern (July 2006).

[3] Jackson RJ, Ramsay AJ, Christensen CD, et al. Expression of mouse interleukin-4 by a recombinant ectromelia virus suppresses cytolytic lymphocyte responses and overcomes genetic resistance to mousepox. Journal of Virolology, 2001, 75 (3): 1205-1210.

[4] Cello J, Paul AV, Wimmer E. Chemical synthesis of poliovirus cDNA: Generation of infectious virus in the absence of natural template. Science, 2002, 297(5583): 1016-1018.

[5] Taubenberger JK, Reid AH, Lourens RM, et al. Characterization of the 1918 influenza virus polymerase genes. Nature, 2005, 437(7060): 889-893.

[6] Tumpey TM, Basler CF, Aguilar PV, et al. Characterization of the reconstructed 1918 Spanish influenza pandemic virus. Science, 2005, 310(5745): 77-80.

[7] Imai M, Watanabe T, Hatta M, et al. Experimental adaptation of an influenza H5 HA confers respiratory droplet transmission to a reassortant H5 HA/H1N1 virus in ferrets. Nature, 2012, 486(7403): 420-428.

[8] Herfst S, Schrauwen EJ, Linster M, et al. Airborne transmission of influenza A/H5N1 virus between ferrets. Science, 2012, 336(6088): 1534-1541.

[9] Wimmer E, Paul AV. Synthetic poliovirus and other designer viruses: what have we learned from them? Annu Rev Microbiol, 2011, 65: 583-609.

[10] Couzin J. Bioterrorism. A call for restraint on biological data. Science, 2002, 297(5582): 749-751.

[11] Read TD, Parkhill J. Restricting genome data won't stop bioterrorism. Nature, 2002, 417(6887): 379.

[12] Kaiser J. The catalyst. Science, 2014, 345(6201): 112-115.

[13] Miller S, Selgelid MJ. Ethical and philosophical consideration of the dual-use dilemma in the biological sciences. Sci Eng Ethics, 2007, 13(4): 523-580.

[14] van Aken J. When risk outweighs benefit. EMBO Rep, 2006, 7 Spec No: S10-3.

[15] National Research Council (US). Biotechnology Research in an Age of Terrorism. National Academies Press (US), 2004.

[16] Committee on Advances in Technology and the Prevention of Their Application to Next Generation Biowarfare Threats, National Research Council. Globalization, Biosecurity, and the Future of the Life Sciences. Washington(DS): National Academies Press, 2006.

[17] National Research Council (US) Committee on Trends in Science and Technology Relevant to the Biological Weapons Convention: An International Workshop. Life Sciences and Related Fields. Trends Relevant to the Biological Weapons Convention. Washington (DC): National Academies Press (US), 2011.

[18] Tian DQ, Zheng T. Comparison and analysis of biological agent category lists based on biosafety and biodefense. PLoS ONE, 2014, 9(6): e101163.

[19] Dana A. Shea. Oversight of Dual-Use Biological Research: The National Science Advisory Board for Biosecurity. https://fas.org/programs/bio/resource/documents/RL33342.pdf.

[20] United States Government Policy for Oversight of Life Sciences Dual Use Research of Concern. https://phe.gov/s3/dualuse/Documents/us-policy-durc-032812.pdf.

[21] HHS. A Framework for Guiding U. S. Department of Health and Human Services Funding Decisions about Research Proposals with the Potential for Generating Highly Pathogenic Avian Influenza H5N1 Viruses that are Transmissible among Mammals by Respiratory Droplets. http://www.phe.gov/s3/dualuse/Documents/funding-hpai-h5n1.pdf.

[22] Patterson AP, Tabak LA, Fauci AS, et al. Research funding. A framework for decisions about research with HPAI H5N1 viruses. Science, 2013, 339(6123): 1036-1037.

[23] 中国合格评定国家认可中心.生物安全实验室认可与管理基础知识——风险评估技术指南. 北京: 中国质检出版社、中国标准出版社, 2012.

[24] GB/T 23694—2009 / ISO/IEC Guide73: 2002《风险管理 术语》.

[25] GB/T 20000. 4—2003《标准化工作指南 第4部分: 标准中涉及安全的内容》.

[26] Tucker JB. Innovation, Dual Use, and Security: Managing the Risks of Emerging Biological and Chemical Technologies. Cambridge, Massachusetts（United States）. The MIT Press. 2012.

[27] The Presidential Commission for the Study of Bioethical Issues. New Directions: The Ethics of Synthetic Biology and Emerging Technologies, 2010.

[28] National Science Advisory Board for Biosecurity. Addressing Biosecurity Concerns related to Synthetic Biology. （2010-04）.

[29] 关正君, 裴蕾, 魏伟, 等. 合成生物学概念解析、风险评价与管理. 农业生物技术学报, 2016, 24（7）: 937-945.

[30] Becker MM, Graham RL, Donaldson EF, et al. Synthetic recombinant bat SARS-like coronavirus is infectious in cultured cells and inmice. Proc Natl Acad Sci USA, 2008, 105: 19944-19949.

[31] Orlinger KK, Holzer GW, Schwaiger J, et al. An inactivated West Nile Virus vaccine derived from a chemically synthesized cDNA system. Vaccine, 2010, 28（19）: 3318-3324.

[32] Noyce RS, Lederman S, Evans DH. Construction of an infectious horsepox virus vaccine from chemically synthesized DNA fragments. PLoS One. 2018; 13（1）: e0188453.

[33] Gibson DG, Glass JI, Lartigue C, et al. Creation of a bacterial cell controlled by a chemically synthesized genome. Science, 2010, 329（5987）: 52-56.

[34] Dormitzer PR, Suphaphiphat P, Gibson DG, et al. synthetic generation of influenza vaccine viruses for rapid response to pandemics. Sci Transl Med, 2013, 5（185）: 185ra68.

[35] 李凯, 沈钧康, 卢光明. 基因编辑.北京: 人民卫生出版社, 2016.

[36] National Academies of Sciences, Engineering, and Medicine. Human Genome Editing: Science, Ethics, and Governance. Washington, DC: The National Academies Press, 2017.

[37] Antonio Regalado. Top U. S. Intelligence Official Calls Gene Editing a WMD Threat. February 9, 2016. https://www.technologyreview.com/s/600774/top-us-intelligence-official-calls-gene-editing-a-wmd-threat/.

[38] National Academies of Sciences, Engineering, and Medicine. Gene Drives on the Horizon: Advancing Science, Navigating Uncertainty, and Aligning Research with Public Values. Washington, DC: The National Academies Press, 2016.

[39] Ouagrham SB, Kathleen G, Vogel M. Gene drives: The good, the bad, and the hype. 2016. http://thebulletin. org/gene-drives-good-bad-and-hype10027.

[40] J. Craig Venter Institute. Policy and Regulatory Issues for Gene Drives in Insects. 2016. http://www.jcvi.org/cms/ fileadmin/site/research/projects/gene-drive-workshop/report-complete.Pdf.

# 第二章 生命科学两用性研究关注热点的文献计量分析

生命科学和生物技术是当今世界发展最为迅速的领域之一。生命科学和生物技术的快速发展促进着经济的发展，改变着人们的生活，对人类社会产生了深远的影响。然而，生物技术是一种典型的两用性技术，其可以被谬用而造成危害。两用性(dual-use)研究是指一些造福于人类社会的研究可以同时对人类社会造成危害。生物技术谬用包括两个方面：一是蓄意使用生物技术产生威胁[1]；二是科学研究产生非预期的、对人类社会潜在的风险。

最近一些年生命科学两用性研究引起了越来越多的担忧。定量化地明确生命科学两用性研究的热点关注领域对于相关管理和应对政策的制定具有重要参考意义。生命科学两用性相关文献包括两种类型：一种是实验研究类文献，对于是否应当开展该类研究往往产生一定的争论；另一种是对两用性研究风险的评论类文献。在评论类文献的参考文献中会涉及实验研究类文献。通过分析生命科学两用性评论类文献及其参考文献可获得当前对生命科学两用性实验研究类文献的关注热点。

## 第一节 分析方法

文献检索通过科学引文索引数据库(Web of Science)；检索时间：2015 年 8 月 24 日；数据库：SCI 扩展数据库；检索范围：标题、关键词和摘要；检索式：TS=(biological OR"life sciences" OR biosecurity OR bioterrorism OR biodefense OR technology OR research OR biotechnology) AND TS="dual use"。国家和机构分析基于文献的通讯作者。文献共引分析通过 CiteSpace III 软件完成。

## 第二节 分析结果

### 一、生命科学两用性评论类文献分析

通过检索科学引文索引数据库，得到 235 个检索结果，筛选去除非检索目标的一些混杂结果及一些新闻类文献后，最终得到 96 个结果(表 2-1)。对其年度、国家分布进行分析。结果显示，年度文献数量最多的在 2013 年，为 24 篇(图 2-1)。

文献来源最多的国家为美国，35 篇；其次为英国，8 篇；澳大利亚 7 篇，印度 6 篇，德国 5 篇，以色列 5 篇，荷兰 4 篇，波兰 4 篇，瑞典 3 篇等。美国的文献数量较多，反映了其对生命科学两用性问题的关注。

表 2-1　生命科学两用性评论类文献

| 序号 | 标题 | 期刊 | 类型 | 通讯作者机构 | 通讯作者国家 | 年度 |
|---|---|---|---|---|---|---|
| 1 | Biosecurity and open-source biology: the promise and peril of distributed synthetic biological technologies | *Science and Engineering Ethics* | Article | Univ Penn | USA | 2015 |
| 2 | A new synthesis for dual use research of concern | *Plos Medicine* | Editorial Material | Univ Michigan | USA | 2015 |
| 3 | Dual use research: investigation across multiple science disciplines | *Science and Engineering Ethics* | Article | Univ Kentucky | USA | 2015 |
| 4 | One-health approach as counter-measure against"autoimmune"responses in biosecurity | *Social Science & Medicine* | Article | Radboud Univ Nijmegen | Netherlands | 2015 |
| 5 | Neuromodulation research and application in the US department of defense | *Brain Stimulation* | Review | DoD Hearing Ctr Excellence | USA | 2015 |
| 6 | The need for a decision: the future of biological science and humanity | *Future Microbiology* | Editorial Material | Univ Nevada Sch Med | USA | 2015 |
| 7 | Gain-of-function experiments: time for a real debate | *Nature Reviews Microbiology* | Editorial Material | Boston Univ | USA | 2015 |
| 8 | Protecting public health in the age of emerging infections | *Israel Medical Association Journal* | Article | Ben Gurion Univ Negev | Israel | 2014 |
| 9 | The existing guidance for"dual-use" research | *Hastings Center Report* | Editorial Material | UPMC Ctr Hlth Secur | USA | 2014 |
| 10 | Evolution of different dual-use concepts in international and national law and its implications on research ethics and governance | *Science and Engineering Ethics* | Article | Univ Vienna | Austria | 2014 |
| 11 | On the need for a national board to assess dual use research of concern | *Journal of Virology* | Editorial Material | Einstein Coll Med | USA | 2014 |
| 12 | Moving life science ethics debates beyond national borders: some empirical observations | *Science and Engineering Ethics* | Article | Univ Witwatersrand | South Africa | 2014 |
| 13 | From cases to capacity? a critical reflection on the role of "Ethical Dilemmas" in the development of dual-use governance | *Science and Engineering Ethics* | Article | Univ Bath | England | 2014 |
| 14 | State-of-the-art in biosafety and biosecurity in european countries | *Archivum Immunologiae Et Therapiae Experimentalis* | Article; Proceedings Paper | Mil Inst Hyg & Epidemiol | Poland | 2014 |
| 15 | Novel clostridium botulinum toxin and dual use research of concern issues | *Journal of Infectious Diseases* | Editorial Material | Massachusetts Gen Hosp | USA | 2014 |

续表

| 序号 | 标题 | 期刊 | 类型 | 通讯作者机构 | 通讯作者国家 | 年度 |
|---|---|---|---|---|---|---|
| 16 | "Inconvenient Truths" in the pursuit of scientific knowledge and public health | *Journal of Infectious Diseases* | Editorial Material | VA Palo Alto Hlth Care Syst 154T | USA | 2014 |
| 17 | Redaction of sensitive data in the publication of dual use research of concern | *Mbio* | Editorial Material | | | 2014 |
| 18 | Implementing biosecurity education: approaches，resources and programmes | *Science and Engineering Ethics* | Article | Pacific Forum Ctr Strateg & Int Studies CSIS | USA | 2013 |
| 19 | Education for life scientists on the dual-use implications of their research commentary on "Implementing Biosecurity Education: Approaches，Resources and Programmes" | *Science and Engineering Ethics* | Editorial Material | Tech Univ Darmstadt | Germany | 2013 |
| 20 | Dual-use open source security software in organizations - Dilemma: help or hinder? | *Computers & Security* | Article | Univ St Gallen | Switzerland | 2013 |
| 21 | Synthetic biology: a utilitarian perspective | *Bioethics* | Article | Abertay Univ Contemporary Sci | Scotland | 2013 |
| 22 | Beyond patchwork precaution in the dual-use governance of synthetic biology | *Science and Engineering Ethics* | Article | Univ Bath | England | 2013 |
| 23 | "But Nature Started It": examining taubenberger and Morens' view on influenza a virus and dual-use research of concern | *Mbio* | Letter | Charles Sturt Univ | Australia | 2013 |
| 24 | Reply to "But Nature Started It": examining Taubenberger and morens' view on influenza a virus and dual-use research of concern" | *Mbio* | Editorial Material | NIAID | USA | 2013 |
| 25 | Influenza viruses: breaking all the rules | *Mbio* | Article | NIAID | USA | 2013 |
| 26 | Code of conduct on biosecurity for biological resource centres:procedural implementation | *International Journal of Systematic and Evolutionary Microbiology* | Article | Leibniz Inst DSMZ Deutsch Sammlung Mikroorgan & Z | Germany | 2013 |
| 27 | The just war theory and the ethical governance of research | *Science and Engineering Ethics* | Article | Malsch TechnoValuat | Netherlands | 2013 |
| 28 | Influenza type A virus: an outstandingly protean pathogen and a potent modular weapon | *Critical Reviews in Microbiology* | Review | Bar Ilan Univ | Israel | 2013 |
| 29 | Ethics in neuroscience curricula: a survey of Australia，Canada,Germany，the UK，and the US | *Neuroethics* | Article | Univ Bradford | England | 2013 |
| 30 | Dual-use nanoresearch of concern: recognizing threat and safeguarding the power of nanobiomedical research advances in the wake of the H5N1 controversy | *Nanomedicine-Nanotechnology Biology and Medicine* | Article | Univ Notre Dame | USA | 2013 |

续表

| 序号 | 标题 | 期刊 | 类型 | 通讯作者机构 | 通讯作者国家 | 年度 |
|---|---|---|---|---|---|---|
| 31 | Biodefence and the production of knowledge: rethinking the problem | *Journal of Medical Ethics* | Article | Duke Univ | USA | 2013 |
| 32 | Biodefense and dual-use research: the optimisation problem and the value of security | *Journal of Medical Ethics* | Editorial Material | Monash Univ | Australia | 2013 |
| 33 | Great expectations-ethics，avian flu and the value of progress | *Journal of Medical Ethics* | Article | Level 1,10-12 Brisbane Ave | Australia | 2013 |
| 34 | Data sharing and dual-use issues | *Science and Engineering Ethics* | Article | Univ Exeter | England | 2013 |
| 35 | Dual-use dual-impact life science research | *Current Science* | Letter | | India | 2013 |
| 36 | Protecting society - biological security and dual-use dilemma in the life sciences-status quo and options for the future | *Embo Reports* | Editorial Material | Robert Koch Inst | Germany | 2013 |
| 37 | Impacts of dual-use research on life science researchers including veterinarians | *American Journal of Veterinary Research* | Review | S Dakota State Univ | USA | 2013 |
| 38 | Consensus is needed at a global level concerning dual-use research | *Reviews in Medical Virology* | Editorial Material | | | 2013 |
| 39 | Military medical ethics a review of the literature and a call to arms | *Cambridge Quarterly of Healthcare Ethics* | Review | Univ Haifa | Israel | 2013 |
| 40 | Possibilities，intentions and threats: dual use in the life sciences reconsidered | *Science and Engineering Ethics* | Article | Delft Univ Technol | Netherlands | 2012 |
| 41 | Regulating the dual-use and dual-impact life science research: influenza virus versus biotech crops | *Current Science* | Article | CCS Univ | India | 2012 |
| 42 | Potential strategies and biosafety protocols used for dual-use research on highly pathogenic influenza viruses | *Reviews in Medical Virology* | Review | Fudan Univ | Peoples R China | 2012 |
| 43 | Ethical and regulatory challenges posed by synthetic biology | *Perspectives in Biology and Medicine* | Article | Ben Gurion Univ Negev | Israel | 2012 |
| 44 | Benefits and risks of influenza research: lessons learned | *Science* | Editorial Material | NIH | USA | 2012 |
| 45 | Regulating the boundaries of dual-use research | *Science* | Editorial Material | Amer Assoc Advancement Sci | USA | 2012 |
| 46 | Implementing the new US dual-use policy | *Science* | Editorial Material | Assoc Amer Univ | USA | 2012 |
| 47 | Engineering H5N1 avian influenza viruses to study human adaptation | *Nature* | Article | NIAID | USA | 2012 |
| 48 | One study，two paths the challenge of dual-use Research | *Environmental Health Perspectives* | Editorial Material | | | 2012 |

| 序号 | 标题 | 期刊 | 类型 | 通讯作者机构 | 通讯作者国家 | 年度 |
|---|---|---|---|---|---|---|
| 49 | The influenza controversy: should limits be placed on science? | *Hastings Center Report* | Editorial Material | Georgetown Univ | USA | 2012 |
| 50 | Do new ethical issues arise at each stage of nanotechnological development? | *Nanoethics* | Article | Univ Libre Bruxelles | Belgium | 2012 |
| 51 | The "H5N1 publication case" and its conclusions | *Acta Biochimica Polonica* | Article | Jagiellonian Univ Krakow | Poland | 2012 |
| 52 | The NSABB Recommendations: rationale，impact，and implications | *Mbio* | Editorial Material | NIH | USA | 2012 |
| 53 | Mammalian-transmissible H5N1 influenza: the dilemma of dual-use research | *Mbio* | Editorial Material | St Jude Childrens Res Hosp | USA | 2012 |
| 54 | Ethics in biotechnology and Biosecurity | *Indian Journal of Medical Microbiology* | Review | Int Ctr Genet Engn & Biotechnol | India | 2011 |
| 55 | Synthetic toxicology: where engineering meets biology and toxicology | *Toxicological Sciences* | Article | Org Int Dialogue & Conflict Management | Austria | 2011 |
| 56 | A precautionary principle for dual use research in the life sciences | *Bioethics* | Article | Uppsala Univ | Sweden | 2011 |
| 57 | Dual dual-use research of concern: Publish and perish? | *Indian Journal of Medical Research* | Editorial Material | | | 2011 |
| 58 | Dual-use research and technological diffusion: reconsidering the bioterrorism threat spectrum | *Plos Pathogens* | Editorial Material | European Ctr Dis Prevent & Control | Sweden | 2011 |
| 59 | Philosophical aspects of dual use technologies | *Science and Engineering Ethics* | Article | Natl Med Acad Postgrad Educ | Ukraine | 2010 |
| 60 | Liberty to decide on dual use biomedical research: an acknowledged necessity | *Science and Engineering Ethics* | Article | Minist Interior | Bulgaria | 2010 |
| 61 | The potential dual use of online pharmacies | *Science and Engineering Ethics* | Article | Urol & Androl Clin UROGEN | Poland | 2010 |
| 62 | Managing dual use technology: it takes two to Tango | *Science and Engineering Ethics* | Article | Natl Inst Virol | India | 2010 |
| 63 | The bioterrorism threat and dual-use biotechnological research: an israeli perspective | *Science and Engineering Ethics* | Article | Tel Aviv Univ | Israel | 2010 |
| 64 | The dilemma of dual use biological research: polish perspective | *Science and Engineering Ethics* | Article | Med Univ Warsaw | Poland | 2010 |
| 65 | A note on the definition of "Dual use" | *Science and Engineering Ethics* | Article | Univ Sydney | Australia | 2010 |
| 66 | On genies and bottles: scientists' moral responsibility and dangerous technology R&D | *Science and Engineering Ethics* | Article | Delft Univ Technol | Netherlands | 2010 |

续表

| 序号 | 标题 | 期刊 | 类型 | 通讯作者机构 | 通讯作者国家 | 年度 |
|---|---|---|---|---|---|---|
| 67 | The mousepox experience an interview with Ronald Jackson and Ian Ramshaw on dual-use research | *Embo Reports* | Editorial Material | Australian Natl Univ | Australia | 2010 |
| 68 | Dual-use as knowledge-oriented policy: France during the 1990-2000s | *International Journal of Technology Management* | Article | French AF Res Ctr | France | 2010 |
| 69 | Governance of dual-use research: an ethical dilemma | *Bulletin of The World Health Organization* | Article | Australian Natl Univ | Australia | 2009 |
| 70 | Responsible conduct by life scientists in an Age of Terrorism | *Science and Engineering Ethics* | Article | Univ Louisville | USA | 2009 |
| 71 | The problems with forbidding science | *Science and Engineering Ethics* | Article | Arizona State Univ | USA | 2009 |
| 72 | Dual use of biological research and the role of the scientific unions | *Archivum Immunologiae Et Therapiae Experimentalis* | Editorial Material | Tufts Univ | USA | 2009 |
| 73 | An enforceable international compact for infectious diseases: strategies to operationalize new initiatives to strengthen global health security | *Current Science* | Article | Fdn Biotechnol Awareness & Educ | India | 2009 |
| 74 | What is "Dual use" research? a response to Miller and Selgelid | *Science and Engineering Ethics* | Letter | NIEHS | USA | 2009 |
| 75 | The bioscience revolution & the biological weapons threat: levers & interventions | *Globalization and Health* | Editorial Material | Brown Univ | USA | 2009 |
| 76 | Taking due care: moral obligations in dual use research | *Bioethics* | Article | Uppsala Univ | Sweden | 2008 |
| 77 | Bacillus anthracis: Balancing innocent research with dual-use potential | *International Journal of Medical Microbiology* | Review | Max Planck Inst Infect Biol | Germany | 2008 |
| 78 | Dual use and the ethical responsibility of scientists | *Archivum Immunologiae Et Therapiae Experimentalis* | Article | Univ Tubingen | Germany | 2008 |
| 79 | Citizen biologists-The Lausanne experience | *Embo Reports* | Editorial Material | Univ Lausanne | Switzerland | 2008 |
| 80 | Ethical and philosophical consideration of the dual-use dilemma in the biological sciences | *Science and Engineering Ethics* | Review | Australian Natl Univ | Australia | 2007 |
| 81 | Bioterrorism-a problem of the contemporary society (I) | *Revista Romana De Bioetica* | Article | Univ Stiinte Agr Si Med Vet Ion Ionescu Brad Iasi | Romania | 2007 |
| 82 | Bioweapons proliferation: Where science studies and public policy collide | *Social Studies of Science* | Article | Cornell Univ | USA | 2006 |

续表

| 序号 | 标题 | 期刊 | 类型 | 通讯作者机构 | 通讯作者国家 | 年度 |
|---|---|---|---|---|---|---|
| 83 | A hippocratic oath for life scientists - a hippocratic-style oath in the life sciences could help to educate researchers about the dangers of dual-use research | *Embo Reports* | Article | Univ Bradford | England | 2006 |
| 84 | When risk outweighs benefit - dual-use research needs a scientifically sound risk-benefit analysis and legally binding Biosecurity measures | *Embo Reports* | Article | | | 2006 |
| 85 | Improving federal to private sector technology transfer | *Research-Technology Management* | Article | Kennesaw State Univ | USA | 2006 |
| 86 | Publish no evil: Should editors publish research that could have dual-use? | *Indian Journal of Medical Research* | Editorial Material | Indian Council Med Res | India | 2006 |
| 87 | What non-proliferation policy for the Soviet anti-plague system? | *Critical Reviews in Microbiology* | Review | Monterey Inst Int Studies | USA | 2006 |
| 88 | Toward inherently secure and resilient societies | *Science* | Article | Arizona State Univ | USA | 2005 |
| 89 | Biological terrorism: understanding the threat, preparation, and medical response | *Dm Disease-A-Month* | Article | So Res Inst | USA | 2002 |
| 90 | Bioterrorism "preparedness": dual use or poor excuse? | *Public Health Reports* | Letter | Albert Einstein Coll Med | USA | 2000 |
| 91 | Bioterrorism "preparedness": dual use or poor excuse? - Fraser and Brown reply | *Public Health Reports* | Letter | Natl Assoc Cty & City Hlth Officials | USA | 2000 |
| 92 | Biological terrorism: understanding the threat, preparation, and medical response | *Dm Disease-A-Month* | Article | | | 2000 |
| 93 | From technology generation to technology transfer: the concept and reality of the "Dual-Use Technology Centres" | *Technovation* | Article | Univ Sussex | England | 1999 |
| 94 | Measuring defence R&D: A note on problems and shortcomings | *Scientometrics* | Article | Univ Sussex | England | 1999 |
| 95 | Biotechnology and warfare: Perspectives on the Dual-Use Dilemma | *Biotechnology Law Report* | Article | | | 2013 |
| 96 | Synthetic biology ethics: a deontological assessment | *Bioethics* | Article | Univ Manchester | England | 2013 |

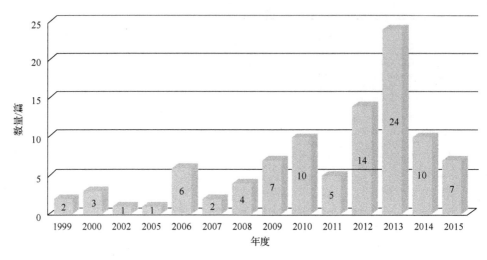

图 2-1　生命科学两用性评论类文献的年度分布

## 二、被引用次数最多的生命科学两用性实验研究类文献

生命科学两用性评论类文献的参考文献中一般会存在生命科学两用性实验研究类文献。对上述包含参考文献信息的 96 个评论类文献检索数据通过 CiteSpace III 软件进行参考文献共引分析，确定了 8 篇被引用次数最多的生命科学两用性实验研究类文献（表 2-2）。

表 2-2　被引用次数最多的生命科学两用性实验研究类文献

| 通讯作者 | 本分析中被引次数 | 标题 | 期刊 | 年度 | 总 SCI 被引数 |
| --- | --- | --- | --- | --- | --- |
| Jackson RJ | 22 | Expression of mouse interleukin-4 by a recombinant ectromelia virus suppresses cytolytic lymphocyte responses and overcomes genetic resistance to mousepox | *J Virol* | 2001 | 234 |
| Kawaoka Y | 20 | Experimental adaptation of an influenza H5 HA confers respiratory droplet transmission to a reassortant H5 HA/H1N1 virus in ferrets | *Nature* | 2012 | 477 |
| Fouchier RA | 19 | Airborne transmission of influenza A/H5N1 Virus between ferrets | *Science* | 2012 | 479 |
| Wimmer E | 18 | Chemical synthesis of poliovirus cDNA: Generation of infectious virus in the absence of natural template | *Science* | 2002 | 273 |
| Tumpey TM | 15 | Characterization of the reconstructed 1918 Spanish influenza pandemic virus | *Science* | 2005 | 518 |

续表

| 通讯作者 | 本分析中被引次数 | 标题 | 期刊 | 年度 | 总 SCI 被引数 |
|---|---|---|---|---|---|
| Taubenberger JK | 13 | Characterization of the 1918 influenza virus polymerase genes | *Nature* | 2005 | 453 |
| Wein LM | 11 | Analyzing a bioterror attack on the food supply: The case of botulinum toxin in milk | *PNAS* | 2005 | 148 |
| Rosengard AM | 7 | Variola virus immune evasion design: Expression of a highly efficient inhibitor of human complement | *PNAS* | 2002 | 105 |

### 1. 致死性鼠痘病毒

2001 年澳大利亚联邦科学与工业研究组织(CSIRO)的 Jackson 等在 *Journal of Virology* 刊登了通过在鼠痘病毒中加入白细胞介素 4(IL-4)基因,意外产生强致死性病毒的研究。该研究小组试图研究鼠避孕产品用于控制澳大利亚鼠害。在试图构建鼠避孕疫苗的过程中,研究人员使鼠痘病毒在雌鼠表达高水平的卵蛋白。其通过卵蛋白的表达来刺激鼠的免疫反应攻击其自身的卵子达到避孕的目的。研究人员同时将 IL-4 的基因导入鼠痘病毒来促进抗体的产生,意想不到的是 IL-4 的表达抑制了鼠正常的免疫反应。实验鼠大部分死亡,即使进行了免疫接种的小鼠也不例外[2]。

### 2. 合成脊髓灰质炎病毒

2002 年 *Nature* 刊出了美国纽约州立大学石溪分校完成的通过化学方法合成脊髓灰质炎病毒的文章[3]。脊髓灰质炎病毒可导致小儿麻痹症,其基因组是单链 RNA。该研究团队通过互联网上可以找到的脊髓灰质炎病毒基因组序列,通过商业途径获得了平均 69bp 的一些片段,然后对这些片段进行拼接,最终形成 7741bp 的 cDNA 片段,然后通过 RNA 聚合酶生成脊髓灰质炎病毒单链 RNA 基因组,通过细胞培养后注射小鼠,显示了该病毒的活性。

### 3. 荷兰伊拉斯姆斯大学流感突变研究

2012 年 6 月,*Science* 刊出了荷兰伊拉斯姆斯大学医学中心 Fouchier 等进行的 H5N1 流感病毒突变在哺乳动物间传播的研究结果[4]。Fouchier 的研究从一株 H5N1 流感病毒出发,其分离于印度尼西亚的感染者。该研究团队最初获得了一些突变株,主要针对血凝素分子与受体的结合区域。但最初的突变并没有完全发挥作用,随后,研究人员使这种病毒从一个感染的雪貂感染另一个未感染的雪貂,一共经过了 10 次。最终的结果是,病毒可以通过空气从一个笼子中的雪貂传播到另外一个笼子中的雪貂。

### 4. 美国威斯康星大学流感突变研究

2012 年 5 月，*Nature* 刊出了美国威斯康星大学 Kawaoka 等对于 H5N1 流感病毒突变使其在哺乳动物间传播的研究结果[5]。该研究产生了一个杂合的病毒，此病毒的血凝素(HA)基因来源于 H5N1 病毒株，其他 7 个基因片段来源于 2009～2010 年流行的 H1N1 流感病毒株。该研究确定仅仅在血凝素基因发生 4 个突变就可以使 H5N1 流感病毒通过空气传播感染雪貂。

### 5. 1918 流感病毒基因组序列测定

2005 年 10 月，*Nature* 发表了美国陆军病理学研究所 Taubenberger 等报道的 1918 流感病毒最后 3 个基因的序列[6]。Taubenberger 所在的研究所有一个仓库，保存了许多尸体解剖留下的病理组织，其中有两份死于 1918 大流感士兵的肺部组织。1997 年 3 月，Taubenberger 等在 *Science* 报道了他们根据这些组织测定的 5 个 1918 流感病毒基因序列[7]。随后，在阿拉斯加一具冰冻保存完好的女性尸体肺部组织中分离测定了剩下的 3 个基因序列。

### 6. 再造 1918 流感病毒

2005 年 10 月，*Science* 发表了美国疾病预防控制中心 Tumpey 等重新构建 1918 流感病毒，并对其特性进行分析的文章[8]。病毒学家 Tumpey 使用反向遗传学方法，通过细胞生成病毒粒子。随后从细胞中分离出病毒，分别对小鼠、鸡胚胎和人类细胞样品进行试验，显示该病毒的毒性极强。

### 7. 肉毒杆菌攻击美国奶源供应模型

2005 年 7 月，*PNAS* 发表了美国斯坦福大学研究人员进行的肉毒杆菌污染牛奶供应链的模型研究[9]。研究分析了在牛奶供应的不同环节蓄意释放肉毒杆菌所产生的危害。这项工作可以帮助生物防御和公共卫生人员发现牛奶供应链存在的一些薄弱环节，以便采取措施。但是，其也可以帮助恐怖主义者认识牛奶供应的薄弱环节。

### 8. 天花病毒逃避免疫相关蛋白

2002 年，美国宾夕法尼亚大学医学院的研究人员在 *PNAS* 发表了一篇天花病毒逃避人体免疫相关蛋白的研究论文[10]。虽然天花病毒和痘苗病毒具有一定的同源性，但天花病毒的蛋白质特点更适合逃避人的免疫反应。天花病毒中有一种天花补体抑制酶(SPICE)，该项研究证明了 SPICE 可以促进天花病毒逃避人的免疫系统。针对 SPICE 可以研发针对天花有益的治疗措施，但是其具有潜在滥用的可能性。

### 三、被引用次数最多的生命科学两用性评论类文献

本研究通过 CiteSpace III 软件分析了被引用次数最多的生命科学两用性评论类文章。其中排在最前面的两篇分别为:澳大利亚国立大学的 Selgelid 于 2007 年发表在 *Science and Engineering Ethics* 的一篇论文[11],美国国家研究委员会 2004 年发布的 *Biotechnology Research in an Age of Terrorism*[12](表 2-3)。

表 2-3　被引用次数最多的生命科学两用性评论类文献

| 通讯作者/机构 | 本分析中被引次数 | 标题 | 期刊/出版社 | 年度 |
| --- | --- | --- | --- | --- |
| Selgelid MJ | 13 | Ethical and philosophical consideration of the dual-use dilemma in the biological sciences | *Sci Eng Ethics* | 2007 |
| National Research Council (US) | 11 | Biotechnology research in an age of terrorism | National Academies Press (US) | 2004 |
| Selgelid MJ | 7 | A tale of two studies: ethics, bioterrorism, and the censorship of science | *Hastings Cent Rep* | 2007 |
| Kuhlau F | 7 | Taking due care: moral obligations in dual use research | *Bioethics* | 2008 |
| NSABB | 7 | Proposed framework for the oversight of dual use life sciences research: strategies for minimizing the potential misuse of research information | | 2007 |
| Atlas RM | 6 | Ethics: a weapon to counter bioterrorism | *Science* | 2005 |
| Selgelid MJ | 6 | Ethical and Philosophical Consideration of the dual-use dilemma in the biological sciences | Springer Press | 2008 |
| Atlas RM | 5 | The dual-use dilemma for the life sciences: perspectives, conundrums, and global solutions | *Biosecur Bioterror* | 2006 |
| Fauci AS | 5 | Benefits and risks of influenza research: lessons learned | *Science* | 2012 |

### 四、生命科学两用性研究的类型

2004 年,美国国家研究委员会(National Research Council,NRC)发布了《恐怖主义时代的生物技术研究》(*Biotechnology Research in an Age of Terrorism*)。该报告确定了 7 种类型的试验需要在开展前进行评估,分别为导致疫苗无效、导致抵抗抗生素和抗病毒治疗措施、提高病原体毒力或使非致病病原体致病、增加病原体的传播能力、改变病原体宿主、使诊断措施无效、使生物剂或毒素武器化[12]。

澳大利亚国立大学 Selgelid 在 2007 年发表于 *Science and Engineering Ethics* 的文章中,列举了除上述美国国家研究委员会报告中的生命科学两用性研究类别以外其他需要关注的一些研究,包括病原体测序、合成致病微生物、对天花病毒的试验、恢复过去的病原体等[11]。

2007 年,美国生物安全科学顾问委员会(National Science Advisory Board for Biosecurity,NSABB)发布了《生命科学两用性研究监管建议》(*Proposed*

*Framework for the Oversight of Dual Use Life Sciences*) [13]。其列举的需要关注的生命科学两用性研究包括：①提高生物剂或毒素的危害；②干扰免疫反应；③使病原体或毒素抵抗预防、治疗和诊断措施；④增强生物剂或毒素的稳定性、传播能力和播散能力；⑤改变病原体或毒素的宿主或趋向性；⑥提高人群敏感性；⑦产生新的病原体或毒素，以及重新构建已消失或灭绝的病原体。

2013 年 2 月，美国白宫科学和技术政策办公室发布了《美国政府生命科学两用性研究监管政策》(*US Government Study of Dual-use Life Sciences Regulatory Policy*) [14]。该监管政策重点针对的研究包括：①提高生物剂或毒素的毒力；②破坏免疫反应的有效性；③抵抗预防、治疗或诊断措施；④增强生物剂或毒素的稳定性、传播能力、播散能力；⑤改变病原体或毒素的宿主范围或趋向性；⑥提高宿主对生物剂或毒素的敏感性；⑦重构已经灭绝的生物剂或毒素。

# 第三节　展　　望

生命科学和生物技术飞速发展，一些新的技术不断出现，对生命科学两用性研究的监管面临很大的挑战。美国、中国、欧盟等国家或组织对病原体实验室生物安全进行了分级(四级)，美国对威胁病原体的监管实施了"威胁病原体及毒素监管计划"(Select Agent Program)。对于生命科学两用性研究目前还没有类似的分级清单，其制订的必要性及可行性有待评估。

生命科学两用性研究风险与收益并存，监管措施的制订需要考虑促进生命科学发展与降低两用性风险之间的平衡。该领域的研究目前大多为一些定性的分析，缺乏对风险及管理对策的定量评估研究。

生命科学两用性研究监管是一方面，应对能力是另一个重要的方面，需要"两手抓，两手都要硬"。在生物防御能力建设的诊断措施、药品疫苗研发中需要考虑生命科学两用性研究风险的应对。

另外，本研究通过对生命科学两用性研究评论类文献中引用的实验研究类文献的分析，确定了一些受关注程度较高的生命科学两用性实验研究类文献。该研究策略未见于其他研究工作。本研究可以为类似的文献计量学研究及 CiteSpace III 软件的扩展使用提供参考。

## 参 考 文 献

[1] Gilsdorf JR, Zilinskas, RA. New considerations in infectious disease outbreaks: the threat of genetically modified microbes. Clinical Infectious Diseases, 2005, 40(8): 1160-1165.

[2] Jackson RJ, Ramsay AJ, Christensen CD, et al. Expression of mouse interleukin-4 by a recombinant ectromelia virus suppresses cytolytic lymphocyte responses and overcomes genetic resistance to mousepox. Journal of Virolology, 2001, 75(3): 1205-1210.

[3] Cello J, Paul AV, Wimmer E. Chemical synthesis of poliovirus cDNA: Generation of infectious virus in the absence of natural template. Science, 2002, 297 (5583): 1016-1018.

[4] Herfst S, Schrauwen EJ, Linster M, et al. Airborne Transmission of Influenza A/H5N1 Virus Between Ferrets. Science, 2012, 336 (6088): 1534-1541.

[5] Imai M, Watanabe T, Hatta M, et al.Experimental adaptation of an influenza H5 HA confers respiratory droplet transmission to a reassortant H5 HA/H1N1 virus in ferrets. Nature, 2012, 486 (7403): 420-428.

[6] Taubenberger JK, Reid AH, Lourens RM, et al. Characterization of the 1918 influenza virus polymerase genes. Nature, 2005, 437 (7060): 889-893.

[7] Taubenberger JK, Reid AH, Krafft AE, et al. Initial genetic characterization of the 1918 "Spanish" influenza virus. Science, 1997, 275 (5307): 1793-1796.

[8] Tumpey TM, Basler CF, Aguilar PV, et al. Characterization of the reconstructed 1918 Spanish influenza pandemic virus. Science, 2005, 310 (5745): 77-80.

[9] Wein LM, Liu Y. Analyzing a bioterror attack on the food supply: The case of botulinum toxin in milk. Proc Natl Acad Sci U S A, 2005, 102 (28): 9984-9989.

[10] Rosengard AM, Liu Y, Nie Z, et al. Variola virus immune evasion design: Expression of a highly efficient inhibitor of human complement.Proc Natl Acad Sci USA, 2002, 99 (13): 8808-8813.

[11] Miller S, Selgelid MJ. Ethical and philosophical consideration of the dual-use dilemma in the biological sciences. Sci Eng Ethics, 2007, 13 (4): 523-580.

[12] The National Academies of the United States.Biotechnology Research in an Age of Terrorism.Washington DC:National Academies Press, 2004. https://www.nap.edu/catalog/10827/biotechnology-research-in-an-age-of- terrorism.

[13] NSABB. Proposed Framework for the Oversight of Dual Use Life Sciences Research: Strategies for Minimizing the Potential Misuse of Research Information. 2007. http：//osp.od.nih.gov/officebiotechnology-activities/nsabb-reports-and-recommendations/proposed-framework-oversightdual-use-life-sciences-research.

[14] United States Government.United States Government Policy for Institutional Oversight of Life Sciences Dual Use Research of Concern, 2013. http://www.phe.gov/s3/dualuse/Documents/oversight-durc.pdf

# 第三章 流感病毒概述

流感是一种重要的感染性疾病，在历史上曾发生过几次大的全球流行，造成大量人员感染与死亡。同时，近些年 H5N1、H7N9 等禽流感病毒感染人的事件日益增多，并且具有全球大流行的潜在可能。

## 第一节 流感病毒特性

### 一、流感病毒生物学特征

流感病毒属于正黏病毒科，是有包膜的单负链 RNA 病毒，可分为甲、乙、丙三种类型。1930 年 Shope 在美国爱荷华州分离到以猪为宿主的 H1N1 亚型流感病毒毒株(Sw/IA/15/30)，这是人类分离到的第一支流感病毒株。1933 年，英国人 Smith 通过雪貂分离确定甲型流感病毒。随后，1940 年分离出乙型流感病毒，1949 年分离出丙型流感病毒。甲型流感病毒可感染多种动物，乙型流感病毒的宿主范围明显少于甲型且变异较少，丙型流感病毒只造成人类出现轻微症状且不会导致流感暴发[1]。

甲型流感病毒基因组由 8 个线性的负链 RNA 基因组片段组成，全长约 13.6kb，分别编码 HA、NA、M1、M2、PA、PB1、PB2、NP、NS1、NS2、PB1-F2 等 11 个已知的病毒蛋白质。其中，血凝素(hemagglutinin，HA)、神经氨酸酶 (neuraminidase，NA)和离子通道蛋白 M2 (ion channel M2)作为跨膜蛋白位于病毒包膜表面；基质蛋白 M1 (matrix protein)和核蛋白 NP (nucleoprotein)位于包膜内，M1 覆盖在包膜内侧形成基质蛋白层，NP 包被在病毒 RNA 表面；病毒聚合酶的 3 个亚单位 PA、PB1 和 PB2 形成异聚体后与病毒 RNA 组装成核蛋白复合物 (ribonucleoprotein complex，RNP)；非结构蛋白(non-structural protein)NS1、PB1-F2 和 NS2 分别起到抑制宿主细胞免疫反应和介导病毒 RNA 输出宿主细胞核的作用[2] (图 3-1)。

流感病毒按照病毒核蛋白(NP)和基质蛋白(M)的特征分为甲、乙、丙型。根据病毒颗粒表面血凝素(HA)和神经氨酸酶(NA)蛋白抗原性的差别，甲型流感病毒又可进一步分为不同的亚型。迄今所发现的甲型流感病毒有 18 个 HA 亚型、11 个 NA 亚型。其中，H16 亚型是 1999 年由荷兰伊拉斯姆斯大学医学中心从瑞典黑头海鸥中分离到的[3]。H17 流感病毒亚型和 H18 流感病毒亚型由美国疾病预防控制中心于 2012 年和 2013 年从蝙蝠中分离到[4, 5]。

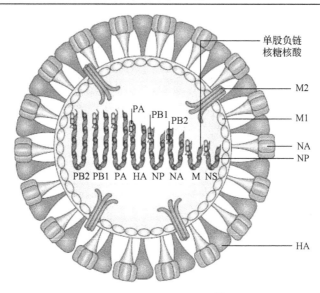

图 3-1　流感病毒结构[2]

## 二、流感病毒宿主范围

所有甲型流感病毒的亚型都可在禽类中分离到，病毒在禽类中的分布极广，其家禽宿主有鸡、鸭、鹅、火鸡、鹌鹑、鸳鸯等；野生宿主范围更为广泛，包括生活在江河湖海周围的各种水鸟，如海鸥、燕鸥等，以及各种迁徙野鸟，如野鸭、野鹅等。多数病毒对禽类宿主不致病，对家禽有致病作用的主要是 H5 和 H7 两个 HA 亚型。在猪中流行的流感病毒主要是 H1N1 和 H3N2 两个亚型，马流感病毒主要是 H7N7 和 H3N8 两个亚型。

禽流感病毒感染家禽和野生鸟类后可以是无症状的，也可以产生严重的症状，这取决于病毒的毒力和宿主的易感性。禽流感在家禽中根据疾病的严重程度可以分为两种类型：低致病性禽流感(low pathogenic avian influenza，LPAI)和高致病性禽流感(highly pathogenic avian influenza，HPAI)。高致病性禽流感具有很高的毒力和致死性，感染家禽病死率常常达到 100%。

## 三、流感病毒的进化

流感病毒通过基因组进化从而逃避获得性免疫，主要有两种方式：抗原漂移(antigenic drift)和抗原转换(antigenic shift)。抗原漂移是由于病毒 HA 和 NA 累积了足够多的突变而影响了抗体的结合。抗原转换主要是由于不同亚型甚至不同宿主的流感病毒感染相同的细胞，病毒基因组复制后交换了彼此的基因组片段而引起的，又称之为基因组重配。重配作用可以发生在相同宿主不同亚型之间，特别是当季节性流感由两种不同亚型病毒引起时，如 H3N2 和 H2N2 这两种季节性流感亚型之间的重配。而重配作用发生在不同宿主之间尤其是人与禽流感病毒之间则容易引起全球性大流感。病毒跨宿主直接迁移是产生散发病例还是形成全球性大流感，取决于病毒能否通过进化适应人类并具有个体间直接传播的能力。基因重配是引起流感在全球大流行的一个重要原因。1957 年出现的 H2N2 亚型及 1968 年出现的 H3N2 亚型均是由禽流感病毒与人流感病毒重配而来的。抗原漂移和抗原转换都有助于流感病毒的进化和存活[6, 7]。

## 四、流感病毒的感染和复制过程

　　流感病毒感染和复制过程分为结合、融合和去包被、RNP 迁移入核、转录和基因组复制、翻译、组装、释放 7 个基本步骤。第一步，病毒颗粒上的 HA 与宿主细胞表面糖蛋白或糖脂上连接的唾液酸相结合。第二步，病毒颗粒被宿主细胞内吞后，胞内体通过酸化作用促使 HA 改变构象并被宿主的蛋白酶切割成二硫键连接的 HA1 和 HA2 两部分，促进病毒和胞内体融合；酸化物质通过 M2 的离子通道进入病毒，使得 M1 与 RNP 脱离，进而将病毒基因组和蛋白质释放入宿主细胞质完成去包被过程。第三步，NP 与核转运蛋白作用帮助 RNP 迁移入核。第四步，病毒 RNA 聚合酶 PA、PB1 和 PB2 在核内完成转录与基因组复制。第五步，转录后的病毒 mRNA 输出到核外翻译成蛋白质。第六步，复制后的病毒基因组在 NS2 和 M1 的帮助下输出到细胞质，与病毒蛋白质组装成病毒颗粒。第七步，NA 切割细胞表面的唾液酸释放病毒颗粒，完成病毒感染和复制的全过程[8]。

　　人、禽和猪流感病毒具有不同的宿主细胞结合能力。人流感病毒与唾液酸 α-2, 6 半乳糖苷 (SAα-2, 6-Gal) 特异性结合，SAα-2, 6-Gal 主要分布在人鼻咽、气管和支气管等部位的上皮细胞；禽流感病毒则与分布在禽类肠道上皮细胞上的唾液酸 α-2, 3-半乳糖苷 (SAα-2, 3-Gal) 特异性结合；猪流感病毒同时具备这两种受体结合能力，因此能同时感染猪流感、禽流感和人流感等多种流感病毒，成为病毒基因组发生重配作用的主要中间宿主 (图 3-2)。

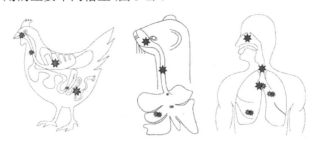

★ = α-2,3 SA　　★ = α-2,6 SA

图 3-2　流感病毒受体在鸡、雪貂、人体的分布[9, 10]

在禽类，虽然唾液酸 α-2,3 半乳糖苷和 α-2,6 半乳糖苷在呼吸道及消化道都存在，但是 α-2,3 半乳糖苷更为丰富。人和雪貂，在上呼吸道主要为 α-2,6 半乳糖苷，α-2,3 半乳糖苷主要在下呼吸道。星号大小表示半乳糖苷受体的丰富程度

# 第二节　季节性流感与流感大流行

季节性流感病毒包括 H1N1 和 H3N2 亚型。大流行性流感病毒包括 1918 年的 H1N1、1957 年的 H2N2、1968 年的 H3N2 及 2009 年的 H1N1 型病毒。自 2009 年以来，H1N1 型病毒株持续季节性传播，故应被归类为大流行性病毒株和季节性病毒株(与以往的大流行性病毒株相比较，该病毒株的发病率和死亡率更近似于季节性病毒株)。由于当前的季节性 H1N1 型病毒株均为 1918 年的 H1N1 型病毒株的后代，且季节性 H3N2 型病毒株均为 1968 年大流行病毒株的后代，所以大流行性病毒株和季节性病毒株之间的区别仅仅是流行时间(今天的新型大流行性病毒株会是明天的季节性病毒株)。

## 一、季节性流感

季节性流感可在人群中传播，每年冬季会在温带地区造成流感疫情并在热带地区造成季节无法预知的流感疫情。世界卫生组织(WHO)估计，全球每年有 5%～10%的成人和 20%～30%的儿童感染流感病毒。在这些被感染患者中，会有 300 万～500 万人发展成严重病例，每年会造成 25 万～50 万人死亡[11]。在美国国内，每年平均超过 20 万人因季节性流感住院，且每年造成 3.6 万人死亡。季节性流感一直保持在美国国内主要致死病因的前十位。在美国，季节性流感所造成直接和间接年均消耗成本为 871 亿美元[12]。

流感通常会在 2 周内康复，但仍有一些严重病例、老年患者或者高危人群患者可能会出现其他并发症，包括肺炎、支气管炎等。2003 年，Thompson 等对美国国家健康统计中心在 1990～1998 年期间所收集的季节性流感数据进行分析。被感染者的死亡率从 5～49 岁的 0.0002%到 64 岁以上的 0.02%[13]。流感病毒对幼儿和老年人的危害性远远大于对年龄较大的儿童和非老年性成人。WHO 报告指出，在每 1 万名超过 65 岁的美国人中，流感病毒所致超额发病率为 0.03%～0.15%；而在一般人群中，超额发病率仅为 0.012%[14]。

自 1968 年以来，甲型流感病毒(包括 H1N1 和 H3N2)及乙型流感病毒都在人群中传播并导致季节性流感。甲型 H3N2 流感病毒所造成的季节性流感的超额死亡率往往大于甲型 H1N1 流感病毒和乙型流感病毒[15]。1990～1999 年，在每个病毒感染季节，流感相关整体死亡人数为 1.7 万～5.1 万人。大约 90%的季节性流感是由 H3N2 型流感病毒所致。

2007～2008 年，季节性 H3N2 型流感病毒在美国成为流感的主要来源。2008～2009 年后，流感主要来源是 H1N1 型病毒，其造成的疫情程度通常低于 H3N2 型病毒。2009 年出现的大流行性甲型 H1N1 流感病毒株导致疫情从 2009 年 4 月一直持续到 2010 年 5 月。季节性流感通常对老年人的感染最严重,致死人数占 80%~90%。然而, 2009 年大流行性疫情对儿童和年轻人的影响明显超过老年人,据估计,80% 的死亡病例在 65 岁以下。在 2010~2011 年的流感流行季,大流行性 H1N1 型流感病毒继续在人群中传播,同时, H3N2 型病毒和乙型流感病毒也广泛在人群中传播。在 2011~2012 年的流感流行季,三种病毒株 H1N1、H3N2 和 B 型流感病毒在人群中传播,但其中 H3N2 型病毒是主要来源。2012~2013 年的流感疫情更严重,所有上述三种病毒再次在人群中传播,其中 H3N2 型病毒仍是主要感染源。在 2013~2014 年的流感暴发季,大流行性流感病毒株 H1N1、少量 H3N3 和乙型流感病毒一起在人群中传播。这是自 2009 年以来首次出现大流行性流感病毒株作为主要感染源,此时其被作为季节性流感病毒。

## 二、流感大流行

历史上, 19 世纪发生了 5 次大的流感流行,分别在 1800~1802 年、1830~1833 年、1847~1848 年、1857~1858 年, 1889~1890 年,其中, 1889 年流感被称为俄罗斯流感,开始于俄罗斯,并迅速传遍了整个欧洲、北美洲、拉丁美洲和亚洲,大约 100 万人死亡[16]。

流感病毒的进化路线与历史上的大流行流感密切相关,尤其是 1918 年、1957 年、1968 年和 2009 年这 4 次全球大流感对流感病毒的进化和季节性流感的形成影响最为深刻,而这 4 次大流行流感都与禽流感或猪流感病毒有着直接或间接的联系。1997 年和 2003 年在香港等地区散发的高致病性 H5N1 型禽流感虽然尚未对人流感病毒的进化产生直接影响,但因其可怕的致死率和潜在的重配作用,在人流感病毒进化研究中也被高度重视。

1918 年,甲型 H1N1 流感在西班牙暴发并传遍全球,直接或间接(二次感染或诱发机体其他疾病)造成全世界约 2.5%,近 5000 万人口死亡,这场大流感常被称为“西班牙流感”(Spanish influenza)。在 1918 年的大流行性流感暴发期间,病死率大约为 5%。Taubenberger 认为 1918 流感病毒是直接由禽流感病毒感染人发生的,没有经过基因重配[17]。也有一些研究认为其来源于人流感和禽流感的重配[18]。

1957 年,人 H1N1 流感病毒与禽流感 H2N2 病毒发生重配作用,禽类的 HA、NA、PB1 这 3 个基因替代了人类 H1N1 流感病毒的原有基因,形成新型 H2N2 流感病毒。H2N2 流感自中国南方暴发后很快传播至东亚地区并席卷全世界,导致大约 100 万人死亡[19]。

1968 年,H2N2 流感病毒又与禽流感 H3 病毒亚型发生重配,禽类的 HA、PB1 两个基因替代了人类 H2N2 流感病毒的原有基因,形成新型 H3N2 流感病毒,这次大流感被称为“香港流感”。当 H1N1 流感在 1977 年再次出现后,H1N1 和 H3N2

共同成为季节性流感直至今天[20]。这种病毒在 1968 年 12 月波及美国，1969 年波及欧洲，老年人的死亡率最高。美国国内的累计超额死亡人数大约为 33 800 人。在 20 世纪出现的所有大流行性流感疫情中，1968～1969 年流感疫情的死亡率最低，这可能是由于人们接触过 1957 年的大流行性病毒株获得了部分免疫力及医疗条件得到了改善。

虽然 2009 年 4 月在墨西哥和美国暴发继而形成的甲型 H1N1 流感全球大流行也是 H1N1 亚型，却是以一种新的重配形式感染人类。对病毒基因组序列的进化分析发现，PA、PB1、PB2、HA、NP、NS 这 6 个基因组片段来自曾散发感染人类的北美 H1N2 三联重配体猪流感病毒，NA 和 M 这两个基因组片段来自主要在欧亚猪中传播的 H1N1 流感病毒。北美 H1N2 三联重配体猪流感病毒最初于 1998 年在猪中发现，在人类中也有散发病例的报道。2009 甲型流感病毒虽然感染力强、传播速度快，其毒力却很温和，并且对奥司他韦等抗病毒药物敏感。2009 甲型 H1N1 流感在 2010 年流行期内各型流感中的比例为 20%～80%，而且比例逐渐降低[21]。2009 年，大流行性甲型 H1N1 流感病毒在夏季迅速影响 74 个国家，而夏季并不是病毒传播的常规时期。据估计，世界范围内的超额死亡人数为 15.2 万～57.5 万人。世界银行称，这次大流行性疫情造成的经济损失高达 3 万亿美元。美国国内大约有 4300 万～8900 万人感染大流行性 H1N1 型流感，造成 0.9 万～1.83 万人死亡[22]。大流行性 H1N1 型病毒株至今仍被作为季节性人类流感病毒而在人群中传播。

## 三、禽流感

禽流感病毒通常不会感染人类，也不会通过人类传播，但在偶尔情况下，它也会跨越物种屏障在人群中造成流感暴发。在过去的 20 年里，甲型禽流感病毒在人类中造成很高的发病率和死亡率。H5 和 H7 亚型被认为是造成鸟类向人类传播的主要感染源。H5N1 型流感病毒在亚洲和非洲流行，而 H7 亚型在欧洲和北美蔓延。甲型禽流感病毒可以是高致病性禽流感病毒，也可以是低致病性禽流感病毒。虽然禽流感在鸟类—人类间传播持续出现，但并没有发现禽流感病毒在人与人之间的持续传播。

H5N1 型禽流感病毒首次感染人类发生在 1997 年的香港，起因是禽类中暴发的禽流感，18 人感染，其中 6 人死亡[23]。2003 年在中国大陆再次出现该病毒，并通过野生鸟类迁徙和家禽贸易在亚洲、非洲和欧洲蔓延。据 WHO 报道，自 2003 年再次出现该病毒以来，截止到 2015 年 7 月，共有 844 人感染 H5N1 型禽流感病毒，造成 449 人死亡，相当于 53%的死亡率。有 16 个国家出现了 H5N1 型禽流感疫情，其中，埃及、印度尼西亚和越南出现的病例数最多。根据联合国粮农组织的统计结果，截止到 2008 年，H5N1 型禽流感预计全球经济损失已达到 200 亿美元。H5N1

禽流感病毒在感染人后，可以通过两种途径成为大流行的流感病毒，一种是与人流感病毒的基因重配，一种是通过基因突变[24]。

2013 年 3 月，H7N9 型禽流感病毒被确认为是造成中国上海 2 例患者和安徽省 1 例患者感染的病原体。据 WHO 报道，截至 2015 年 7 月，共有 677 人感染 H7N9 型禽流感病毒，至少有 275 人死亡，死亡率达到 41%。据联合国统计，中国在 H7N9 型禽流感疫情方面造成的经济损失超过 65 亿美元[12]。

自 2002 年以来，其他 H7 型流感病毒亚型已造成 100 多人感染。2002 年，H7N2 亚型流感病毒在美国东北部地区引发了大规模的火鸡养殖场疫情，弗吉尼亚的一名工作人员在宰杀禽类以控制疫情的时候感染上这种病毒。一年后，在纽约的一名免疫缺陷患者被发现感染 H7N2 型病毒，但他否认接触过任何活禽，目前仍然不清楚其感染来源。美国国内的这两例人类感染病例均完全康复。2007 年，在英国共报道了数个 H7N2 型病毒感染病例，其中有 3 人入院治疗，但所有人最后都完全康复。

2003 年在意大利的家禽饲养场工作人员、2004 年在加拿大的家禽饲养场工作人员，以及 2006 年在英国的一名饲养场工作人员均监测到了人感染 H7N3 型流感病毒。数年之后，2012 年，H7N3 型流感病毒造成墨西哥的养鸡场暴发了严重疫情，导致两名工作人员被感染。虽然该病毒具有感染人类的能力，但病例报告较少，没有死亡报告。

H7N7 型流感病毒首次出现在 1996 年，英国的一名妇女在清理家禽饲养棚后患病。随后在 2002 年，荷兰暴发了一次 H7N7 型流感病毒疫情。在农场发生的家禽疫情共造成 86 人感染，至少有 1 人死亡。在 2013 年意大利暴发疫情期间，3 名家禽饲养场工作人员感染了 H7N7 型病毒，但没有出现呼吸道症状。

目前主要有两种预防和应对流感的对策：抗病毒药物和疫苗[25~30]。在 1933 年分离到流感病毒之后，一些机构即开始流感疫苗的研究。1945 年第二次世界大战期间，在美国军队中第一次大规模使用了这种流感疫苗。在 1957～1958 年的大流行性流感疫情之后，1960 年，美国对流感病毒高危人群接种流感疫苗。在 2009 年的 H1N1 大流行性流感疫情之后，美国在超过 6 个月大的人群中广泛接种流感疫苗。

根据 CDC 对 2005～2015 年期间的流感季（不包括 2008～2009 年流感季）所报告的疫苗有效性，季节性流感疫苗有效性平均值为 44.2%。接种疫苗，平均每年可减少 15%的人因感染流感而住院治疗。单价 H1N1 流感疫苗的平均有效性为 66%（其范围为 60%～93%）。

金刚烷胺药物和神经氨酸酶抑制剂是美国食品药品监督管理局（Food and Drug Administration，FDA）批准的用于抗流感的两类抗病毒药物。金刚烷胺药物

(金刚烷胺和金刚乙胺)分别在 1966 年和 1973 年被批准用于治疗流感。由于正在人群中传播的病毒株对金刚烷胺药物的耐药性增加，美国疾病预防控制中心(Centers for Disease Control and Prevention，CDC)不再建议使用其治疗季节性流感。1999 年，因神经氨酸酶抑制剂(奥司他韦和扎那米韦)具有抗甲型流感病毒和乙型流感病毒的功能，二者都获得 FDA 批准。帕拉米韦也是一种神经氨酸酶抑制剂，在 2015 年 12 月获得 FDA 批准。

神经氨酸酶抑制剂奥司他韦、扎那米韦和帕拉米韦在流感症状发作 48h 内进行抗病毒治疗的效果最好，症状持续时间可减少 15%～40%，流感患者死亡率降低为原来的 1/5，病毒滴度和病毒播散持续时间可减少 25%～70%。抗病毒药物也可以作为预防药物，如果在接触病毒之前使用抗病毒药物，可以防止 80%的患者出现季节性流感症状。

## 第三节　美国流感病毒相关研发经费投入

### 一、NIH 经费投入情况

通过 NIH 的 RePORTER 网站(http://projectreporter.nih.gov/reporter.cfm)检索流感相关研发经费。项目名称："influenza"；年度：2001～2016 年；检索时间：2017 年 5 月 17 日。从检索结果可以看出，经费最多的年度为 2009 年，为 3.0571 亿美元(图 3-3)。获得经费的主要机构包括 NIH 过敏与感染性疾病研究所(27 166 万美元)、西奈山伊坎医学院(14 798 万美元)、圣犹达儿童研究医院(13 021 万美元)、埃默里大学(7649 万美元)、荷兰 Crucell Holland 公司(6258 万美元)等，具体见表 3-1。

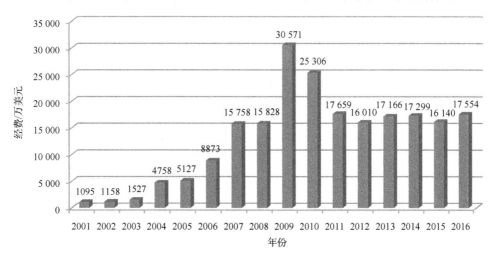

图 3-3　NIH 投入经费的年度分布

表 3-1　NIH 流感相关经费主要资助机构

| 序号 | 机构英文名称 | 机构中文名称 | 经费/万美元 |
|---|---|---|---|
| 1 | National Institute of Allergy and Infectious Diseases | NIH 过敏与感染性疾病研究所 | 27 166 |
| 2 | Icahn School of Medicine at Mount Sinai | 西奈山伊坎医学院 | 14 798 |
| 3 | St. Jude Children's Research Hospital | 圣犹达儿童研究医院 | 13 021 |
| 4 | Emory University | 埃默里大学 | 7 649 |
| 5 | Crucell Holland | 荷兰 Crucell Holland 公司 | 6 258 |
| 6 | University of Rochester | 罗切斯特大学 | 5 444 |
| 7 | Los Angeles County Health Services Dept | 洛杉矶卫生局 | 3 998 |
| 8 | Mayo Clinic Rochester | 梅奥医学中心 | 3 562 |
| 9 | Stanford University | 斯坦福大学 | 3 331 |
| 10 | Virginia State Dept of Health | 弗吉尼亚州卫生局 | 3 281 |
| 11 | Vanderbilt University | 范德堡大学 | 2 838 |
| 12 | University of Wisconsin-Madison | 威斯康星大学麦迪逊分校 | 2 541 |
| 13 | Johns Hopkins University | 约翰·霍普金斯大学 | 2 246 |
| 14 | University of Pittsburgh | 匹兹堡大学 | 2 114 |
| 15 | University of Washington | 华盛顿大学 | 2 039 |

## 二、HHS 经费投入情况

从 2005 年到 2011 年，美国卫生与公共服务部(Department of Health and Human Services，HHS)和国防部投入了大约 21 亿美元用于发展改进的流感疫苗制备技术。一种技术为基于细胞的培养技术；另一种技术为重组技术。此外，还包括佐剂研究。HHS 签署了 10 亿美元合同用于发展细胞培养技术的流感疫苗，HHS 与一些公司签署了 2.965 亿美元的合同用于发展重组流感疫苗。HHS 签署了 1.52 亿美元合同用于发展佐剂流感疫苗[31](表 3-2)。

表 3-2　2005～2006 年 HHS 支持的基于细胞的流感疫苗研发[31]

| 制造商 | 年度 | 总经费/百万美元 |
|---|---|---|
| Sanofi Pasteur | 2005 | 77.0 |
| GlaxoSmithKIine | 2006 | 274.8 |
| Novartis Vaccines | 2006 | 220.5 |
| DynPort/Baxtere | 2006 | 242.3 |
| MedImmune，LLC | 2006 | 169.5 |
| Solvay Pharmaceuticals | 2006 | 48.6 |

除了上述合同以外，HHS 在 2009 年支持 Novartis Vaccines 公司 4.866 亿美元建设基于细胞的流感疫苗生产设施以提高国家总体生产能力。该设施将提供至少 25%的大流行流感疫苗生产需求（表 3-3，表 3-4）。

表 3-3　2009～2011 年 HHS 支持的重组流感疫苗研发[31]

| 制造商 | 年度 | 总经费/百万美元 |
| --- | --- | --- |
| Protein Sciences | 2009，2011 | 81.3 |
| Novavax | 2011 | 97.3 |
| VaxInnate | 2011 | 117.9 |

表 3-4　2007～2011 年 HHS 支持的佐剂流感疫苗研发[31]

| 制造商 | 年度 | 总经费/百万美元 |
| --- | --- | --- |
| GlaxoSmithKline | 2007，2011 | 70.2 |
| Novartis Vaccines | 2007 | 54.8 |
| Intercell AGc | 2007 | 27 |

2010～2013 年，HHS 投入了大约 36 亿美元用于研发和采购化学、生物、放射和核（chemical，biological，radiological，nuclear，CBRN）威胁以及大流行流感的医学应对措施。其中，30%用于大流行流感，20%用于天花，19%用于炭疽[32]（图 3-4）。

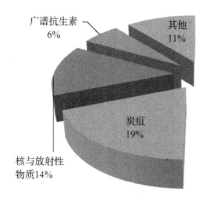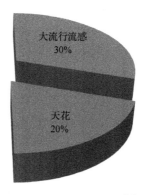

图 3-4　2010～2013 年 HHS 医学应对措施高级研发与采购支出[32]

在 36 亿美元中，从 2010～2013 年，HHS 提供了 21 亿美元用于高级研发，其中生物医学高级研发管理局（Biomedical Advanced Research and Development Authority，BARDA）提供了 7 亿美元（34%）用于流感抗病毒、诊断和疫苗的研发。在其余的 15 亿美元中，HHS 提供了 4.03 亿美元用于采购大流行流感抗病毒药物和疫苗（表 3-5，表 3-6）。

**表 3-5　2010～2013 年 BARDA 流感高级研发支出[32]**　（单位：万美元）

| 年度<br>医学应对措施 | 2010 年 | 2011 年 | 2012 年 | 2013 年 | 总计 |
|---|---|---|---|---|---|
| 流感治疗 | 0 | 29 511 | 2 838 | 4 409 | 36 758 |
| 流感诊断 | 345 | 1 507 | 306 | 617 | 2 776 |
| 流感疫苗 | 0 | 26 983 | 0 | 3 196 | 30 180 |

**表 3-6　2010～2013 年 BARDA 流感采购支出[32]**　（单位：万美元）

| 年度<br>医学应对措施 | 2010 年 | 2011 年 | 2012 年 | 2013 年 | 总计 |
|---|---|---|---|---|---|
| 流感治疗 | 2 759 | 0 | 0 | 0 | 2 759 |
| 流感疫苗 | 13 425 | 1 888 | 5 539 | 16 645 | 37 496 |
| 总计 | 16 184 | 1 888 | 5 539 | 16 645 | 40 255 |

# 第四节　流感病毒文献

## 一、流感病毒相关文献计量分析

通过 Web of Science（核心合集）检索流感病毒相关文献。检索范围：文献标题；检索关键词："influenza virus"；检索时间：2017 年 5 月 24 日；文献类型：Article、Letter 、Editorial Material、Review、Proceedings Paper。

从检索结果可以看出，流感病毒相关的文献主要来源于美国（2635 篇）、中国（1197 篇）、日本（850 篇）、德国（429 篇）、英国（414 篇）、澳大利亚（276 篇）等国家（表 3-7）。

流感病毒相关文献主要来源机构包括：美国圣犹达儿童研究医院、美国农业部、美国疾病预防控制中心、美国国立卫生研究院、中国科学院、美国威斯康星大学麦迪逊分校、中国香港大学、美国西奈山伊坎医学院、美国加利福尼亚大学、荷兰鹿特丹伊拉斯姆斯大学、日本东京大学、日本北海道大学、美国佐治亚大学等（表 3-8）。

从文献年度分布情况可以看出，从 2006～2011 年相关文献持续增长，此后保持平稳和略有下降（图 3-5）。

相关文献主要来源期刊包括 *Journal of Virology*、*Vaccine*、*PLoS One*、*Avian Diseases*、*Virology* 等（表 3-9）。

表 3-7 流感病毒相关文献国家分布

| 序号 | 国家 | 数量/篇 |
|---|---|---|
| 1 | 美国 | 2635 |
| 2 | 中国 | 1197 |
| 3 | 日本 | 850 |
| 4 | 德国 | 429 |
| 5 | 英国 | 414 |
| 6 | 澳大利亚 | 276 |
| 7 | 加拿大 | 261 |
| 8 | 韩国 | 260 |
| 9 | 荷兰 | 259 |
| 10 | 法国 | 232 |
| 11 | 意大利 | 171 |
| 12 | 俄罗斯 | 162 |
| 13 | 西班牙 | 153 |
| 14 | 泰国 | 112 |
| 15 | 比利时 | 101 |
| 16 | 瑞士 | 84 |
| 17 | 波兰 | 78 |
| 18 | 印度 | 73 |
| 19 | 伊朗 | 65 |
| 20 | 瑞典 | 61 |
| 21 | 埃及 | 58 |
| 22 | 奥地利 | 52 |
| 23 | 以色列 | 50 |

表 3-8 流感病毒相关文献研究机构分布

| 序号 | 机构 | 数量/篇 |
|---|---|---|
| 1 | St Jude Children S Research Hospital | 226 |
| 2 | United States Department of Agriculture | 203 |
| 3 | Centers For Disease Control Prevention | 183 |
| 4 | National Institutes of Health | 168 |
| 5 | Chinese Academy of Sciences | 165 |
| 6 | University of Wisconsin Madison | 148 |

续表

| 序号 | 机构 | 数量/篇 |
|---|---|---|
| 7 | University of Hong Kong | 146 |
| 8 | Mount Sinai School of Medicine | 136 |
| 9 | University of California System | 132 |
| 10 | Erasmus University Rotterdam | 125 |
| 11 | University of Tokyo | 123 |
| 12 | Hokkaido University | 113 |
| 13 | University System of Georgia | 113 |
| 14 | Emory University | 98 |
| 15 | NIH National Institute of Allergy Infectious Diseases | 98 |
| 16 | University of Melbourne | 89 |
| 17 | Chinese Academy of Agricultural Sciences | 88 |
| 18 | Japan Science Technology Agency | 82 |
| 19 | National Institute of Infectious Diseases | 80 |
| 20 | University of Oxford | 78 |
| 21 | Le Reseau International Des Instituts Pasteur | 75 |
| 22 | Consejo Superior De Investigaciones Cientificas | 74 |
| 23 | Pennsylvania Commonwealth System of Higher Education | 73 |
| 24 | University of Georgia | 73 |
| 25 | China Agricultural University | 71 |
| 26 | South China Agricultural University | 71 |
| 27 | Howard Hughes Medical Institute | 69 |
| 28 | University of Rochester | 68 |
| 29 | Mrc National Institute For Medical Research | 66 |
| 30 | Harvard University | 65 |
| 31 | Centre National De La Recherche Scientifique | 63 |
| 32 | University of Tennessee System | 63 |
| 33 | Csic Centro Nacional De Biotecnologia | 62 |
| 34 | Russian Academy of Sciences | 62 |
| 35 | University of Utrecht | 62 |
| 36 | University of Minnesota System | 60 |
| 37 | University of Minnesota Twin Cities | 60 |

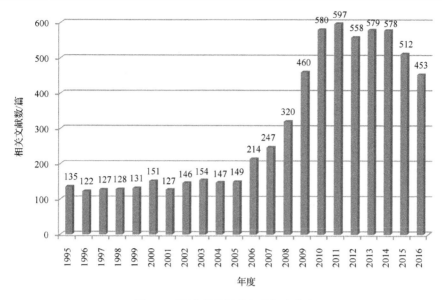

图 3-5　流感病毒相关文献年度分布

**表 3-9　流感病毒相关文献期刊分布**

| 序号 | 期刊 | 数量 |
|---|---|---|
| 1 | *Journal of Virology* | 675 |
| 2 | *Vaccine* | 289 |
| 3 | *PLoS One* | 277 |
| 4 | *Avian Diseases* | 165 |
| 5 | *Virology* | 157 |
| 6 | *Journal of General Virology* | 132 |
| 7 | *Archives of Virology* | 116 |
| 8 | *Journal of Infectious Diseases* | 109 |
| 9 | *Journal of Virological Methods* | 105 |
| 10 | *Veterinary Microbiology* | 102 |
| 11 | *Journal of Immunology* | 100 |
| 12 | *Proceedings of The National Academy of Sciences of The United States of America* | 99 |
| 13 | *Antiviral Research* | 91 |
| 14 | *Emerging Infectious Diseases* | 91 |
| 15 | *Virology Journal* | 89 |
| 16 | *Virus Research* | 88 |
| 17 | *Influenza and Other Respiratory Viruses* | 80 |
| 18 | *Journal of Clinical Microbiology* | 75 |
| 19 | *Plos Pathogens* | 75 |
| 20 | *Antimicrobial Agents and Chemotherapy* | 64 |
| 21 | *Clinical and Vaccine Immunology* | 57 |
| 22 | *Scientific Reports* | 55 |

## 二、流感病毒功能获得性研究评论类文献计量分析

通过 Web of Science（核心合集）检索流感病毒功能获得性研究评论类文献。检索范围：文献标题；检索条件：标题 = "gain of function" 并且主题 = "influenza"；检索时间：2017 年 5 月 17 日。

从年度分布情况可以看出，2014 年相关文献数量最多，为 7 篇（图 3-6）。

来源国家主要为美国（16 篇），其他包括法国（2 篇）、澳大利亚（1 篇）、德国（1 篇）（表 3-10）。

来源期刊主要为：*Mbio*，11 篇，其他包括：*Journal of Infectious Diseases*（3 篇）、*Embo Molecular Medicine*（1 篇）、*Journal of Medical Ethics*（1 篇）、*Journal of Virology*（1 篇）、*Nature Biotechnology*（1 篇）、*Nature Reviews Microbiology*（1 篇）、*Science and Engineering Ethics*（1 篇）。

来源机构包括：阿尔伯特爱因斯坦医学院（Albert Einstein Coll Med）（3 篇）、巴斯德研究所（Inst Pasteur）（2 篇）、匹兹堡大学健康安全中心（UPMC）（2 篇）。

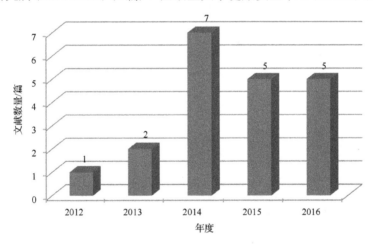

图 3-6　流感病毒功能获得性研究评论类文献年度分布

表 3-10　流感病毒功能获得性研究评论类文献

| 序号 | 标题 | 期刊 | 类型 | 通讯作者机构 | 通讯作者国家 | 年度 |
|---|---|---|---|---|---|---|
| 1 | Infectious diseases society of america and gain-of-function experiments with pathogens having pandemic potential | *Journal of Infectious Diseases* | Editorial Material | Infect Dis Soc Amer | USA | 2016 |
| 2 | Comment on "Gain-of-Function Research and the Relevance to Clinical Practice" | *Journal of Infectious Diseases* | Letter | Harvard TH Chan Sch Publ Hlth | USA | 2016 |
| 3 | Gain-of-function research and the relevance to clinical practice | *Journal of Infectious Diseases* | Review | Edgewood Chem Biol Ctr | USA | 2016 |

续表

| 序号 | 标题 | 期刊 | 类型 | 通讯作者机构 | 通讯作者国家 | 年度 |
|---|---|---|---|---|---|---|
| 4 | European academies advise on gain-of-function studies in influenza virus research | *Journal of Virology* | Editorial Material | German Natl Acad Sci | Germany | 2016 |
| 5 | Gain-of-function research: ethical analysis | *Science and Engineering Ethics* | Article | Monash Univ | Australia | 2016 |
| 6 | The ethics of biosafety considerations in gain-of-function research resulting in the creation of potential pandemic pathogens | *Journal of Medical Ethics* | Article | RP Evans | USA | 2015 |
| 7 | The reemergent 1977 H1N1 strain and the gain-of-function debate | *Mbio* | Article | UPMC | USA | 2015 |
| 8 | The 1977 H1N1 influenza virus reemergence demonstrated gain-of-function hazards | *Mbio* | Editorial Material | Ctr Arms Control & Nonproliferat | USA | 2015 |
| 9 | Reply to "The 1977 H1N1 Influenza Virus Reemergence Demonstrated Gain-of-Function Hazards" | *Mbio* | Editorial Material | UPMC | USA | 2015 |
| 10 | Gain-of-function experiments: time for a real debate | *Nature Reviews Microbiology* | Editorial Material | Boston Univ | USA | 2015 |
| 11 | Use of highly pathogenic avian influenza A（H5N1）gain-of-function studies for molecular-based surveillance and pandemic preparedness | *Mbio* | Article | Ctr Dis Control & Prevent | USA | 2014 |
| 12 | An avian H7N1 gain-of-function experiment of great concern | *Mbio* | Article | Inst Pasteur | France | 2014 |
| 13 | Vagueness and costs of the pause on gain-of-function（GOF）experiments on pathogens with pandemic potential，including influenza virus | *Mbio* | Editorial Material | Albert Einstein Coll Med | USA | 2014 |
| 14 | Influenza gain-of-function experiments: their role in vaccine virus recommendation and pandemic preparedness | *Mbio* | Editorial Material | St Jude Childrens Res Hosp | USA | 2014 |
| 15 | The decision to publish an avian H7N1 influenza virus gain-of-function experiment | *Mbio* | Editorial Material | Vanderbilt Univ | USA | 2014 |
| 16 | Risks and benefits of gain-of-function experiments with pathogens of pandemic potential，such as influenza virus: a call for a science-based discussion | *Mbio* | Editorial Material | Albert Einstein Coll Med | USA | 2014 |
| 17 | The apocalypse as a rhetorical device in the Influenza virus cain-of-function debate | *Mbio* | Letter | Albert Einstein Coll Med | USA | 2014 |
| 18 | Pandemic influenza viruses: time to recognize our inability to predict the unpredictable and stop dangerous gain-of-function experiments | *Embo Molecular Medicine* | Editorial Material | Inst Pasteur | France | 2013 |
| 19 | MicroRNA-based strategy to mitigate the risk of gain-of-function influenza studies | *Nature Biotechnology* | Article | Univ Maryland | USA | 2013 |
| 20 | Biocontainment in gain-of-function infectious disease research | *Mbio* | Editorial Material | Columbia Univ | USA | 2012 |

### 三、争论论文被引分析

通过 Web of Science（科学引文索引数据库）对荷兰伊拉斯姆斯大学 Ron Fouchier 作为通讯作者在 *Science* 发表的 H5N1 流感病毒功能获得性研究（Airborne Transmission of Influenza A/H5N1 Virus Between Ferrets. Science. 2012）的论文被引用情况进行分析。检索时间：2017 年 5 月 17 日。

#### （一）被引文献总体国家分布

可以看出，被引文献中，美国的文献数量最多，占 37%；其次为中国（18%）、荷兰（8%）、英国（5%）、德国（5%）、澳大利亚（4%）等（图 3-7）。

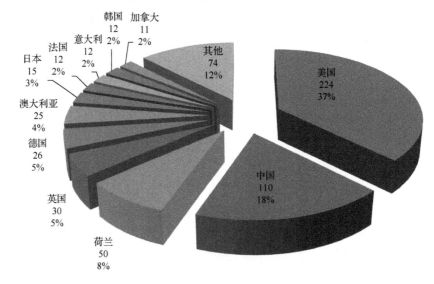

图 3-7　被引文献总体国家分布

#### （二）被引文献中生物安全相关文献的国家分布

生物安全相关文献主要关注该研究的生物安全问题，其中绝大多数来自于美国，占总数的 66%（图 3-8，表 3-11）。

#### （三）被引文献的年度分布

从被引总体文献年度分布可以看出，文献数量在 2013 年达到最多（186 篇），随后年度文献数量不断下降（图 3-9）。

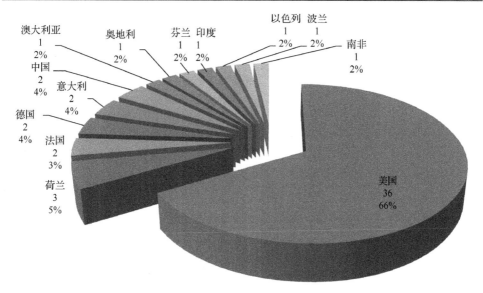

图 3-8　被引文献中生物安全相关文献的国家分布

**表 3-11　被引文献中生物安全相关文献**

| 序号 | 标题 | 期刊 | 类型 | 通讯作者机构 | 通讯作者国家 | 年度 |
|---|---|---|---|---|---|---|
| 1 | Biological dual-use research and synthetic biology of yeast | *Science and Engineering Ethics* | Article | Univ Roma La Sapienza | Italy | 2017 |
| 2 | Comment on "Gain-of-function Research and the Relevance to Clinical Practice" | *Journal of Infectious Diseases* | Letter | Harvard TH Chan Sch Publ Hlth | USA | 2016 |
| 3 | Gain-of-function research and the relevance to clinical practice | *Journal of Infectious Diseases* | Review | Edgewood Chem Biol Ctr | USA | 2016 |
| 4 | Gain-of-function research: ethical analysis | *Science and Engineering Ethics* | Article | Monash Univ | Australia | 2016 |
| 5 | Engineering values into genetic engineering: a proposed analytic framework for scientific social responsibility | *American Journal of Bioethics* | Article | Univ Penn | USA | 2015 |
| 6 | Editing: a productive metaphor for regulating CRISPR | *American Journal of Bioethics* | Editorial Material | Univ Chicago | USA | 2015 |
| 7 | Policy on synthetic biology: deliberation，probability，and the precautionary paradox | *Bioethics* | Article | Univ Johannesburg | South Africa | 2015 |
| 8 | When gain-of-function research is not "gain-of-function" research | *Embo Reports* | Editorial Material | US Army Edgewood Chem Biol Ctr | USA | 2015 |

续表

| 序号 | 标题 | 期刊 | 类型 | 通讯作者机构 | 通讯作者国家 | 年度 |
|---|---|---|---|---|---|---|
| 9 | The ethics of biosafety considerations in gain-of-function research resulting in the creation of potential pandemic pathogens | *Journal of Medical Ethics* | Article | Univ Penn | USA | 2015 |
| 10 | Reply to "Comments on Fouchier's Calculation of Risk and Elapsed Time for Escape of a Laboratory-Acquired Infection from His Laboratory" | *Mbio* | Editorial Material | Erasmus MC | Netherlands | 2015 |
| 11 | Studies on influenza virus transmission between ferrets: the public health risks revisited | *Mbio* | Letter | Erasmus MC | Netherlands | 2015 |
| 12 | Reply to "Studies on Influenza Virus Transmission between Ferrets: the Public Health Risks Revisited" | *Mbio* | Article | Harvard Univ | USA | 2015 |
| 13 | Assessing and managing the risks of potential pandemic pathogen research | *Mbio* | Letter | SUNY Stony Brook | USA | 2015 |
| 14 | Danger of potential-pandemic-pathogen research enterprises | *Mbio* | Letter | Ctr Arms Control & Nonproliferat | USA | 2015 |
| 15 | Gain-of-function experiments: time for a real debate | *Nature Reviews Microbiology* | Editorial Material | Boston Univ | USA | 2015 |
| 16 | A new synthesis for dual use research of concern | *Plos Medicine* | Editorial Material | Univ Michigan | USA | 2015 |
| 17 | Dual use research: investigation across multiple science disciplines | *Science and Engineering Ethics* | Article | Univ Kentucky | USA | 2015 |
| 18 | Biological engineering，risk，and uncertainty | *Hastings Center Report* | Editorial Material | Stanford Univ | USA | 2014 |
| 19 | On the need for a national board to assess dual use research of concern | *Journal of Virology* | Editorial Material | Einstein Coll Med | USA | 2014 |
| 20 | An avian H7N1 gain-of-function experiment of great concern | *Mbio* | Article | Inst Pasteur | France | 2014 |
| 21 | Use of highly pathogenic avian influenza A（H5N1）gain-of-function studies for molecular-based surveillance and pandemic preparedness | *Mbio* | Article | Ctr Dis Control & Prevent | USA | 2014 |
| 22 | Vagueness and costs of the pause on gain-of-function （GOF） experiments on pathogens with pandemic potential，including influenza virus | *Mbio* | Editorial Material | Albert Einstein Coll Med | USA | 2014 |
| 23 | Influenza gain-of-function experiments: their role in vaccine virus recommendation and pandemic preparedness | *Mbio* | Editorial Material | St Jude Children's Res Hosp | USA | 2014 |
| 24 | An epistemological perspective on the value of gain-of-function experiments involving pathogens with pandemic potential | *Mbio* | Editorial Material | Albert Einstein Coll Med | USA | 2014 |

续表

| 序号 | 标题 | 期刊 | 类型 | 通讯作者机构 | 通讯作者国家 | 年度 |
|---|---|---|---|---|---|---|
| 25 | The decision to publish an avian H7N1 influenza virus gain-of-function experiment | *Mbio* | Editorial Material | Vanderbilt Univ | USA | 2014 |
| 26 | Risks and benefits of gain-of-function experiments with pathogens of pandemic potential，such as influenza virus: a call for a science-based discussion | *Mbio* | Editorial Material | Albert Einstein Coll Med | USA | 2014 |
| 27 | Reply to "Can Limited Scientific Value of Potential Pandemic Pathogen Experiments Justify the Risks?" | *Mbio* | Letter | Albert Einstein Coll Med | USA | 2014 |
| 28 | Valuing knowledge: a reply to the epistemological perspective on the value of gain-of-function experiments | *Mbio* | Letter | Univ Penn | USA | 2014 |
| 29 | Can limited scientific value of potential pandemic pathogen experiments justify the risks? | *Mbio* | Letter | Harvard Univ | USA | 2014 |
| 30 | Ethical alternatives to experiments with novel potential pandemic pathogens | *Plos Medicine* | Editorial Material | Harvard Univ | USA | 2014 |
| 31 | Regulating dual-use research in Europe | *Science* | Letter | Univ Padua | Italy | 2014 |
| 32 | Evolution of different dual-use concepts in international and national law and its implications on research ethics and governance | *Science and Engineering Ethics* | Article | Univ Vienna | Austria | 2014 |
| 33 | Impacts of dual-use research on life science researchers including veterinarians | *American Journal of Veterinary Research* | Review | S Dakota State Univ | USA | 2013 |
| 34 | Containing the accidental laboratory escape of potential pandemic influenza viruses | *Bmc Medicine* | Article | Northeastern Univ | USA | 2013 |
| 35 | A bio-objects approach to biosecurity: the "mutant flu" controversy as a bio-objectification process | *Croatian Medical Journal* | Article | Univ Helsinki | Finland | 2013 |
| 36 | Synthetic genomics and synthetic biology applications between hopes and concerns | *Current Genomics* | Article | Karlsruhe Inst Technol | Germany | 2013 |
| 37 | Pandemic influenza viruses: time to recognize our inability to predict the unpredictable and stop dangerous gain-of-function experiments | *Embo Molecular Medicine* | Editorial Material | Inst Pasteur | France | 2013 |
| 38 | Protecting society - biological security and dual-use dilemma in the life sciences-status quo and options for the future | *Embo Reports* | Editorial Material | Robert Koch Inst | Germany | 2013 |
| 39 | The responsibility of the scientist | *Embo Reports* | Editorial Material | | | 2013 |
| 40 | The increasingly compelling moral responsibilities of life scientists | *Hastings Center Report* | Article | Stanford Univ | USA | 2013 |
| 41 | The controversy over H5N1 transmissibility research: an opportunity to define a practical response to a global threat | *Human Vaccines & Immuno the Rapeutics* | Review | | | 2013 |

续表

| 序号 | 标题 | 期刊 | 类型 | 通讯作者机构 | 通讯作者国家 | 年度 |
|---|---|---|---|---|---|---|
| 42 | Bioterrorism and the fermi Paradox | *International Journal of Astrobiology* | Article | Univ S Carolina | USA | 2013 |
| 43 | Influenza viruses: breaking all the rules | *Mbio* | Article | NIAID | USA | 2013 |
| 44 | Biosafety recommendations for work with influenza viruses containing a hemagglutinin from the A/goose/Guangdong/1/96 lineage | *MMWR Recommendations and Reports* | Article | CDC | USA | 2013 |
| 45 | Dual-use nanoresearch of concern: recognizing threat and safeguarding the power of nanobiomedical research advances in the wake of the H5N1 controversy | *Nanomedicine-Nanotechnology Biology And Medicine* | Article | Univ Notre Dame | USA | 2013 |
| 46 | MicroRNA-based strategy to mitigate the risk of gain-of-function influenza studies | *Nature Biotechnology* | Article | Univ Maryland | USA | 2013 |
| 47 | Consensus is needed at a global level concerning dual-use research | *Reviews in Medical Virology* | Editorial Material | | | 2013 |
| 48 | A framework for decisions about research with HPAI H5N1 viruses | *Science* | Editorial Material | NIH | USA | 2013 |
| 49 | The "H5N1 publication case" and its conclusions | *Acta Biochimica Polonica* | Article | Jagiellonian Univ Krakow | Poland | 2012 |
| 50 | Regulating the dual-use and dual-impact life science research: influenza virus versus biotech crops | *Current Science* | Article | CCS Univ | India | 2012 |
| 51 | Biosecurity and biosafety in research on emerging pathogens | *Emerging Microbes & Infections* | Letter | Fudan Univ | Peoples R China | 2012 |
| 52 | The pause on avian H5N1 influenza virus transmission research should be ended | *Mbio* | Editorial Material | Erasmus MC | Netherlands | 2012 |
| 53 | Research on highly pathogenic H5N1 influenza virus: the way forward | *Mbio* | Editorial Material | NIAID | USA | 2012 |
| 54 | Ethical and regulatory challenges posed by synthetic biology | *Perspectives in Biology and Medicine* | Article | Ben Gurion Univ Negev | Israel | 2012 |
| 55 | Potential strategies and biosafety protocols used for dual-use research on highly pathogenic influenza viruses | *Reviews in Medical Virology* | Review | Fudan Univ | Peoples R China | 2012 |
| 56 | Benefits and risks of influenza research: lessons learned | *Science* | Editorial Material | NIH | USA | 2012 |
| 57 | Regulating the boundaries of dual-use research | *Science* | Editorial Material | Amer Assoc Advancement Sci | USA | 2012 |

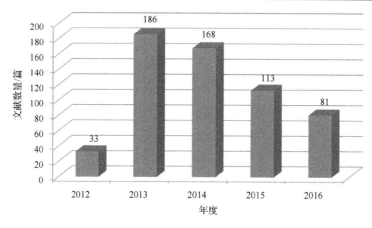

图 3-9 被引总体文献的年度分布

（四）被引文献期刊分布

被引文献中，主要来源期刊为：*Journal of Virology*（70 篇）、*PLoS One*（42 篇）、*Mbio*（21 篇）、*Virology*（20 篇），另外 *Science* 有 14 篇，*Nature* 有 7 篇（表 3-12）。

表 3-12 被引文献期刊分布

| 期刊 | 数量/篇 |
| --- | --- |
| *Journal of Virology* | 70 |
| *PLoS One* | 42 |
| *Mbio* | 21 |
| *Virology* | 20 |
| *Scientific Reports* | 17 |
| *Plos Pathogens* | 15 |
| *Science* | 14 |
| *Journal of General Virology* | 13 |
| *Virus Research* | 13 |
| *Emerging Microbes & Infections* | 10 |
| *Future Virology* | 10 |
| *Journal of Infectious Diseases* | 10 |
| *Emerging Infectious Diseases* | 9 |
| *Vaccine* | 9 |
| *Cell Host & Microbe* | 8 |
| *Nature Communications* | 8 |
| *Proceedings of The National Academy of Sciences of The United States of America* | 8 |
| *Nature* | 7 |
| *Viruses-Basel* | 7 |
| *Antiviral Research* | 6 |
| *Human Vaccines & Immunotherapeutics* | 6 |
| *Lancet* | 6 |

(五)被引总体文献通讯作者机构分布

被引文献主要来源于以下机构：荷兰伊拉斯姆斯大学医学中心(28 篇)、美国圣犹达儿童研究医院(21 篇)、美国疾病预防控制中心(17 篇)、中国科学院(15篇)、美国过敏与感染性疾病研究所(14 篇)、美国威斯康星大学(14 篇)、中国香港大学(13 篇)(表 3-13)。

**表 3-13　总体被引文献通讯作者机构分布**

| 机构 | 数量/篇 |
| --- | --- |
| Erasmus MC | 28 |
| St Jude Children's Res Hosp | 21 |
| Ctr Dis Control & Prevent | 17 |
| Chinese Acad Sci | 15 |
| NIAID | 14 |
| Univ Wisconsin | 14 |
| Univ Hong Kong | 13 |
| Univ Rochester | 10 |
| Chinese Acad Agr Sci | 9 |
| Emory Univ | 7 |
| MIT | 7 |
| Univ Cambridge | 7 |
| Univ London Imperial Coll Sci Technol & Med | 7 |
| Yangzhou Univ | 7 |
| Beijing Inst Microbiol & Epidemiol | 6 |
| Chinese Acad Med Sci | 6 |
| Scripps Res Inst | 6 |
| Univ Oxford | 6 |

从以上分析可以看出，中国对流感病毒争论论文的引用较多，排第二位，但评论类论文的数量很少，说明大部分引用都是实验室研究引用。流感病毒功能获得性研究评论类论文绝大多数来源于美国，体现了美国一些学术机构对于流感病毒功能获得性研究生物安全问题的高度关注。

## 参 考 文 献

[1] Centers for Disease Control and Prevention. Types of Influenza Viruses. http://www.cdc.gov/flu/about/viruses/types.htm.Last Update Septenber.2017.

[2] Nelson MI, Holmes EC. The evolution of epidemic influenza. Nat Rev Genet, 2007, 8(3): 196-205.

[3] Fouchier RA, Munster V, Wallensten A, et al. Characterization of a novel influenza A virus hemagglutinin subtype (H16) obtained from black-headed gulls. J Virol, 2005, 79(5): 2814-2822.

[4] Tong S, Li Y, Rivailler P, et al. A distinct lineage of influenza A virus from bats. Proc Natl Acad Sci USA, 2012, 109(11): 4269-4274.

[5] Tong S, Zhu X, Li Y, et al. New world bats harbor diverse influenza A viruses. PLoS Pathog, 2013, 9(10): e1003657.

[6] Carrat F, Flahault A. Influenza vaccine: the challenge of antigenic drift. Vaccine, 2007, 25(39-40): 6852-6862.

[7] Bouvier NM, Palese P. The biology of influenza viruses. Vaccine, 2008, 26 Suppl 4: D49-53.

[8] 董长征. 流感病毒基因组进化研究进展. 遗传, 2011, 33(3): 189-197.

[9] Shinya K, Ebina M, Yamada S, et al. Avian flu: Influenza virus receptors in the human airway. Nature, 2006, 440(7083): 435-436.

[10] van Riel D, Munster VJ, de Wit E, et al. H5N1 virus attachment to lower respiratory tract. Science, 2006, 312(5772): 399.

[11] Centers for Disease Control and Prevention. Influenza (Flu). http://www.cdc.gov/flu/.Last Update September 2017.

[12] Risk and Benefit Analysis of Gain-of-Function Research, Final Report. Gryphon Scientific, April 2016. http://www.gryphonscientific.com/wp-content/uploads/2016/04/Risk-and-Benefit-Analysis-of-Gain-of-Function-Research-Final-Report.pdf.

[13] Thompson WW, Shay DK, Weintraub E, et al. Mortality associated with influenza and respiratory syncytial virus in the United States. JAMA, 2003, 289(2): 179-186.

[14] Lagacé-Wiens PR, Rubinstein E, Gumel A. Influenza epidemiology-past, present, and future. Crit Care Med, 2010, 38(4 Suppl): e1-9.

[15] Simonsen L. The global impact of influenza on morbidity and mortality. Vaccine, 1999, 17 Suppl 1: S3-10.

[16] CIDRAP. http://www.cidrap.umn.edu/infectious-disease-topics/pandemic-influenza.

[17] Taubenberger JK, Reid AH, Lourens RM, et al. Characterization of the 1918 influenza virus polymerase genes. Nature, 2005, 437(7060): 889-893.

[18] Worobey M, Han GZ, Rambaut A. Genesis and pathogenesis of the 1918 pandemic H1N1 influenza A virus. Proc Natl Acad Sci US A, 2014, 111(22): 8107-8112.

[19] Parrish CR, Holmes EC, Morens DM, et al. Cross-species virus transmission and the emergence of new epidemic diseases. Microbiol Mol Biol Rev, 2008, 72(3): 457-470.

[20] Belshe RB. The origins of pandemic influenza-lessons from the 1918 virus. N Engl J Med, 2005, 353(21): 2209-2211.

[21] Neumann G, Noda T, Kawaoka Y. Emergence and pandemic potential of swine-origin H1N1 influenza virus. Nature, 2009, 459(7249): 931-939.

[22] National Institute of Allergy and Infectious Diseases. Pandemic Flu History. Washington, DC: Department of Health & Human Services, 2011.

[23] de Wit E, Fouchier RA. Emerging influenza. J Clin Virol, 2008, 41(1): 1-6.

[24] Russell CJ, Webster RG. The genesis of a pandemic influenza virus. Cell, 2005, 123(3): 368-371.

[25] Osterholm MT, Kelley NS, Sommer A, et al. Efficacy and effectiveness of influenza vaccines: a systematic review and meta-analysis. Lancet Infect Dis, 2012, 12(1): 36-44.

[26] McLean HQ, Thompson MG, Sundaram ME, et al. Influenza vaccine effectiveness in the United States during 2012-2013: variable protection by age and virus type. J Infect Dis, 2015, 211(10): 1529-1540.

[27] Gubareva LV, Trujillo AA, Okomo-Adhiambo M, et al. Comprehensive assessment of 2009 pandemic influenza A (H1N1) virus drug susceptibility in vitro. Antivir Ther, 2010, 15(8): 1151-1159.

[28] Yu H, Liao Q, Yuan Y, et al. Effectiveness of oseltamivir on disease progression and viral RNA shedding in patients with mild pandemic 2009 influenza A H1N1: opportunistic retrospective study of medical charts in China. BMJ, 2010, 341: c4779.

[29] Nicholson KG, Aoki FY, Osterhaus AD, et al. Efficacy and safety of oseltamivir in treatment of acute influenza: a randomized controlled trial. Neuraminidase Inhibitor Flu Treatment Investigator Group. Lancet, 2000, 355(9218): 1845-1850.

[30] Leung YH, Li MP, Chuang SK, et al. A school outbreak of pandemic (H1N1) 2009 infection: assessment of secondary household transmission and the protective role of oseltamivir. Epidemiol Infect, 2011, 139(1): 41-44.

[31] United States Government Accountability Office. Influenza Vaccine: Federal Investments in Alternative Technologies and Challenges to Development and Licensure. June 2011.

[32] United States Government Accountability Office. National Preparedness: HHS Is Monitoring the Progress of Its Medical Countermeasure Efforts but Has Not Provided Previously Recommended Spending Estimates. December 2013.

# 第四章  流感病毒功能获得性研究及争论

流感病毒功能获得性(GOF)研究是生物技术两用性研究的典型事例,近些年一些研究成果的发表引起了广泛的关注和争论。

## 第一节  流感病毒 GOF 研究类别

流感病毒功能获得性研究主要包括以下类别[1]。

1. 因复制周期或生长周期出现变化造成病原体的产量增加

几种实验方法均可导致流感病毒的产量增加。第一种方法是在野生型病毒株和减毒型高产疫苗病毒株之间进行重配,从而生成一种"候选疫苗病毒"(candidate vaccine virus,CVV)。CVV 既包括来自野生型病毒株的血凝素(HA)和神经氨酸酶(NA)基因,也包括来自疫苗主干病毒株的剩余 6 个基因。CVV 的毒性明显下降,且其扩增水平明显高于其母代野生型病毒株。CVV 可通过传统重配方法,即用野生型病毒株和疫苗主干病毒株共同感染鸡蛋或者细胞,随后基于抗体进行筛选。这种方法目前常被用于在鸡蛋或细胞中生产流感疫苗。

第二种方法是病毒株在细胞内进行系列传代,从而筛选得到高产病毒株。这种方法也是当前在鸡蛋或细胞中生产流感疫苗的一种方法。具体来说,为了创建一种疫苗种子病毒株用于大规模生产病毒疫苗,制造商在鸡蛋或细胞内对 CVV 进行系列传代以增加 CVV 产量,优化其生长和感染条件。除了支持疫苗研发以外,系列传代方法也可以确定与高产量有关的突变,为后续研究病毒高产量的分子机制提供基础。

第三种方法是正向遗传学筛查法,即随机突变病毒,随后进行有限传代,筛选出具有高产量的突变体。

最后一种方法是对病毒株进行靶向突变,即产生与高产量有关的突变。可以通过 GOF 方法发现这些突变,如系列传代方法、正向遗传学筛查法;或者通过功能获得性研究的替代方法(alternative-gain-of-function,Alt-GOF),如野生型病毒株序列的比较分析等。

## 2. 宿主范围出现改变

一些实验方法会导致生成改变宿主范围的新型病毒。第一种方法是在哺乳动物细胞或者在实验动物体内对病毒进行系列传代。采取系列传代法可以确定在动物源病毒(禽流感病毒和猪流感病毒)适应哺乳动物的过程中所出现的突变,从而为后续研究病毒株适应哺乳动物宿主的进化机制提供基础。

第二种方法是对病毒株进行有目的的基因修饰,即定点诱变或重配,从而引入可以提高对哺乳动物适应性或感染性的遗传性状。这些突变可随机获取(即正向遗传学筛查法),或通过已被证明与哺乳动物适应性有关的突变产生。Alt-GOF 方法包括对从人类感染分离得到的禽流感病毒株和从家禽感染分离得到的禽流感病毒株的序列进行比较分析等。

## 3. 提高在哺乳动物间的传播性

几种实验方法可生成在哺乳动物体内的传播性被增强的病毒。第一种方法是在动物体内对病毒进行系列传代,所生成的病毒在哺乳动物体内的传播性能被增强。这种系列传代方法也可对病毒株的空气传播性能进行筛选。

第二种方法是对病毒株进行有目的的基因修饰,即定点诱变或重组。这些突变体可随机获取(即正向遗传学筛查法),或者是通过已被证明与哺乳动物传播性能有关的突变产生。Alt-GOF 方法包括在体外无病毒体系的正向遗传学筛查法。

## 4. 在合适动物模型中增加病原体所致疾病的发病率和死亡率

与传播性能增强的表型相类似,系列传代法和有目的的遗传修饰法都可以在合适的动物模型体内生成其发病率和死亡率均被增强的病毒株。第一种方法是在动物体内对病毒进行系列传代以筛选具有增强致毒性的病毒株,可用于下列三种用途:第一,用于研发动物模型,进行与流感病毒有关的发病率和死亡率的分子机制研究,或者进行医疗对策的研究(提高病毒株对动物的适应性可以提高其对该宿主的致病性);第二,可识别与所增强的适应性及毒力有关的突变,并为后续研究提供基础,即调查病毒株致病性的分子基础;第三,系列传代方法可用于确定减毒病毒株是否能够通过体内外的传代来恢复其毒性。

第二种方法是对病毒株进行有目的的基因修饰,即定点诱变或基因重配,从而引入可以提高对哺乳动物致病性的遗传性状。这些突变体或重配基因组合可随机获取(即正向遗传学筛查法),或者是已被证明与哺乳动物潜在致病性有关的突变体或者重配基因组合。Alt-GOF 方法包括随机突变筛选减毒型病毒株(即功能缺失型)。

病毒适应性和致病性之间的关系非常复杂，许多适应性增强的病毒株均可以直接或者间接增强其致病性。因此，在动物体内对病毒进行系列传代，既可以筛选具有增强适应性的病毒株，也可以筛选具有增强毒力的病毒株。

5. 逃避现有天然免疫或者诱导的适应性免疫

几种实验方法均会造成所生成的病毒能够逃避现有自然免疫(非特异性免疫)或诱导免疫(感染或接种疫苗产生的免疫)。第一种方法是在含有相应抗体的条件下对病毒进行系列传代，使病毒逃避抗体的中和反应。实验可通过细胞培养或者在已免疫接种的动物体内进行。第二种方法是对流感病毒 HA 蛋白等进行有目的的基因修饰，从而引入可造成抗原改变的突变。

6. 逃避研发中的疫苗

在存在候选疫苗所生成动物血清的条件下，在细胞内对病毒进行系列传代，或者在接种过候选疫苗的动物体内对病毒进行系列传代，均可以生成一种对该疫苗的中和反应耐受的新型病毒株。该方法常被用于判断是否病毒株可以进化以逃避正在研发中的疫苗。

7. 逃避现有治疗措施

几种实验方法均会生成能够逃避现有治疗措施的病毒株，其经典方法为在存在现有治疗措施的条件下对病毒进行系列传代，从而可以识别那些能够让病毒株逃避治疗措施的突变体。使用该方法可以确定是否该病毒株可以进化出对治疗措施的耐受性，从而为后续研究提供基础。

第二种方法是对抗病毒靶向蛋白进行有目的的基因修饰，从而引入可以形成对抗病毒药物耐受的突变体。

8. 基因重配

几种实验方法都可用于评估病毒在基因重配后的基因兼容性和适应性。虽然无法准确预测两种病毒株进行基因重配后的表型变化，但是，与其中一个或者两个母代病毒株相比较，重配病毒株会出现：适应性增强、致病性增强或者传播性能提高(重配病毒株也会出现适应性降低、致病性下降或者传播性能下降)。在实验室，可通过反向遗传学获得重配病毒株，或者用两种病毒株对细胞或者动物进行共感染。后续研究可用于对重配病毒株的致病性、感染性及遗传特性进行评估。总的来说，这些方法可以评估各种重配病毒株的生存能力和表型特征。这些信息为重配的分子机制研究提供基础，并为重配病毒株天然出现的潜力及所造成的潜在公共卫生后果提供信息支持。

# 第二节　流感病毒研究技术

## 一、基因突变技术

### 1. 寡核苷酸引物突变

寡核苷酸引物突变的原理是用合成的含有突变碱基的寡核苷酸片段作引物，启动单链 DNA 分子进行复制，该寡核苷酸引物作为新合成的 DNA 子链的一部分，产生的新链具有突变的碱基序列。为了使目的基因的特定位点发生突变，所设计的寡核苷酸引物序列除了所需的突变碱基之外，其余序列则与目的基因编码链的特定区段完全互补。荷兰伊拉斯姆斯大学医学中心 H5N1 流感突变实验中所用到的 QuikChange Multi Site-Directed Mutagenesis Kit 试剂盒可以同时实现 5 个位点的快速和可靠的突变[2]。

### 2. 重组 PCR 定点突变法

重组 PCR 定点突变又叫重叠延伸 PCR 诱变，该方法利用 4 条引物、3 轮 PCR 反应来完成，可在 DNA 任何部位产生定点突变。在 PCR1 和 PCR2 中，应用 2 个互补并在相同部位具有相同碱基突变的内侧引物。扩增形成 2 条有一端可彼此重叠的双链 DNA 片段，两者在其重叠区段具有同样的突变。由于具有重叠的序列，所以在除去了未掺入的多余引物之后，这两条双链 DNA 片段经变性和退火处理，便可能形成两种不同形式的异源双链分子。其中，一种具有 5′凹陷末端的双链分子，不能作为 Taq DNA 聚合酶的底物，会有效地从反应混合物中消除；另一种具有 3′凹陷末端的双链分子，可通过 Taq DNA 聚合酶的延伸作用，产生出具重叠序列的双链 DNA 分子。这种 DNA 分子用两个外侧寡核苷酸引物进行第三轮 PCR 扩增，便可产生出一种突变位点远离末端的突变体 DNA。

### 3. 盒式突变

限制性内切核酸酶的限制酶酶切位点可以用来克隆外源的 DNA 片段。只要有两个限制酶酶切位点比较靠近，那么两者之间的 DNA 序列就可以被移去，并由一段新合成的双链 DNA 片段所取代。盒式突变就是利用一段人工合成的、具有突变序列的寡核苷酸片段，取代野生型基因中的相应序列。

### 4. 易错 PCR

易错 PCR 是指通过改变 PCR 反应条件来调整 PCR 反应中的突变频率，提高突变谱的多样性，使得错误碱基随机以一定的频率掺入到扩增的基因中，从而得到随机突变的 DNA 群体，最后用合适的载体克隆突变基因。调整反应条件，如提高镁离子浓度、加入锰离子、改变体系中 4 种 dNTP 浓度或运用低保真度 DNA

聚合酶等，来改变扩增过程中的突变频率，从而以一定的频率向目的基因中随机引入突变。美国威斯康星大学进行的 H5N1 流感突变实验中，用到的随机突变试剂盒 GeneMorph II Random Mutagenesis Kit 基于易错 PCR，可以实现 1~16 个突变/kb[3]。

## 二、反向遗传学技术

流感病毒在感染细胞的核内完成复制。在受体介导的吞饮和膜融合之后，病毒的核糖核蛋白复合体(vRNP)释放入细胞质。vRNP 包括病毒 RNA、核蛋白(NP)和 3 个聚合酶蛋白(PB1、PB2 和 PA)，被运送至细胞核，在此完成转录和复制。负链的病毒 RNA 不能作为蛋白质合成的直接模板。NP 包裹的 vRNA 必须经病毒聚合酶转录为 mRNA。在复制中，病毒 RNA 作为全长互补 RNA(cRNA)的合成模板；合成的 cRNA 又可作为子代病毒 RNA 的合成模板。所以，流感病毒复制的最小功能单位是 vRNP 复合物。故甲型流感病毒的产生需要 8 个功能性的 RNP 复合物，并且这 8 个复合物必须进入细胞核。

在实验室水平体外产生病毒始于 20 世纪 80 年代。随着狂犬病毒感染性 cDNA 克隆的诞生，以及一个分节段的负链 RNA 病毒——布尼亚病毒的反向遗传学(reverse genetics)的成功，从克隆的 cDNA 产生流感病毒的技术在 1999 年得到突破。美国 Neumann 研究小组构建了含 A/WSN/33(H1N1)全部 8 个基因片段的克隆，所有基因片段均置于人 RNA 聚合酶 I 启动子和鼠 RNA 聚合酶终止子序列之间，另外 9 个真核表达质粒负责病毒蛋白的合成，即 17 质粒系统[4]。

随后，该小组对 17 质粒系统进行了改进，将负责蛋白质合成的真核表达质粒改为 4 个，分别负责 PA、PB1、PB2 和 NP 的合成，以供病毒 RNA 的转录和复制之用，该系统称为 12 质粒系统。Hoffmann 等对 RNA 聚合酶 I 系统进行了改进：编码病毒基因片段的 cDNA 以负链方向克隆于 RNA 聚合酶 I 启动子和终止子序列之间；构建好的表达盒又正向插于 RNA 聚合酶 II 启动子和牛生长激素 poly(A)信号之间。这样，RNA 聚合酶 I 负责转录产生负链病毒 RNA，而 RNA 聚合酶 II 负责正链 mRNA 的合成，从同一模板便可同时产生 vRNA 和 mRNA，无须另外的质粒来负责蛋白质合成，这个系统称为 8 质粒系统[5]。

随后，Neumann 等探索了减少转染所需质粒数量，以期提高转染效率。他们将负责病毒 RNA 合成的元件克隆到一个质粒上，而把负责蛋白质合成的基因分别克隆到另外的载体上，再进行不同的组合，使转染所需质粒的数量减少为 1~6 个。

反向遗传学可以用于从分子水平探讨流感病毒跨种属传播的可能性及其机制。Hatto 等在 12 质粒系统中，将人流感病毒 A/ Memphis/8/88(H3N2)的 HA、NA、NP、M、NS、PB2 分别换为禽流感病毒 A/Mallard/New York/6750/78(H2N2)

基因组中相应片段，而保持禽流感病毒基因组中的其他基因片段不变。当仅替换 A/Memphis/8/88 的 HA 或 NA 片段时不能产生病毒；当同时替换人流感病毒的 HA 和 NA 片段时，才得以成功拯救出活病毒颗粒。与之相似，包含人流感病毒 *PB1* 或 *PA* 基因的重配禽流感病毒未能产生，而包含所有的人流感病毒 3 个聚合酶基因的重配病毒可以产生。

反向遗传学技术可以用于流感病毒重配疫苗株的获得，并且进行相应的基因改造。一般用于制备流感疫苗的毒株多是由当前流行毒株和高产株重配得来的。目前，WHO 推荐的流感疫苗候选毒株，是将当前流行的流感病毒毒株与实验室适应毒株 A/PR/8/34（H1N1）共同感染鸡胚，进行自然重配，加入抗 PR8 血清，通过有限梯度稀释法接种鸡胚后连续传代，利用鸡胚克隆的方法获得带有当前流行毒株基因片段的重配毒株[6]。

### 三、RT-PCR 技术

20 世纪 80 年代发展起来的 PCR 技术，使从保存的组织标本中恢复病毒 RNA 序列成为可能。RT-PCR（reverse transcription-polymerase chain reaction）即逆转录 PCR，是将 RNA 的逆转录和 cDNA 的聚合酶链反应相结合的技术。RT-PCR 首先经逆转录酶的作用以 RNA 合成 cDNA，再以 cDNA 为模板，扩增合成目的片段。1918 流感病毒的序列分析中使用了该技术。

# 第三节　相关案例

### 一、美国威斯康星大学流感突变研究[7~9]

2012 年 5 月 2 日，*Nature* 期刊刊登了美国威斯康星大学 Yoshihiro Kawaoka 等对于 H5N1 流感病毒突变使其在哺乳动物间传播的研究结果。Yoshihiro Kawaoka（河冈义裕）1983 年在日本北海道大学获得博士学位，后从日本搬到美国田纳西州的孟菲斯市，在圣犹达儿童研究医院进行流感病毒学方面博士后研究，包括流感病毒如何引起疾病、为什么仅在人类发现某些流感病毒类型而其他类型只存在于鸟类，以及流感病毒是如何随时间变化而发生改变的。Kawaoka 后来在威斯康星大学麦迪逊分校担任教授，继续进行流感病毒研究。他建立了反向遗传学（reverse genetics）技术，这使得可以生成"设计的"流感病毒。除了研究流感以外，Kawaoka 还进行埃博拉病毒研究。

从 1997 年开始，H5N1 流感病毒已经在全球造成了几百人死亡。其没有造成大流行的一个主要原因是其不能在人与人之间广泛传播。要造成大流行，病毒必须要通过空气传播。美国威斯康星大学的 Yoshihiro Kawaoka 和荷兰鹿特丹伊拉斯姆斯大学医学中心（Erasmus MC）的 Ron Fouchier 团队的研究主要是确定哪些突变可以使 H5N1 流感病毒实现在哺乳动物间空气传播。

美国威斯康星大学 Kawaoka 的实验产生了一个杂和的病毒，该病毒的血凝素（HA）基因来源于人感染 H5N1 流感病毒株（A/Vietnam/1203/2004），其他 7 个基因节段来源于 2009～2010 年流行的 H1N1 流感病毒株。该研究仅仅在血凝素基因发生 4 个突变就可以使 H5N1 流感病毒通过空气传播感染雪貂。雪貂是人类感染流感和传播的一个很好的动物模型。

Yoshihiro Kawaoka 采取对 HA 的 120～259 区域随机突变的方式，在生成的 210 万个不同的突变株中，确定了 Q226L 和 N224K 两个突变。随后，Kawaoka 将突变的 HA 基因与 2009 年流行的 H1N1 流感病毒株重组。重组的病毒感染雪貂，6 天后，研究人员发现 HA 的编码基因发生了 N158D 突变。这个新的突变使其可以在雪貂间传播。此后，发生了第四个突变，即 T318I，使其更容易在雪貂间传播。在该实验中，病毒并没有使受感染的雪貂致死。

## 二、荷兰伊拉斯姆斯大学流感突变研究[10, 11]

2012 年 6 月 22 日，Science 刊出了荷兰鹿特丹伊拉斯姆斯大学医学中心（Erasmus MC）的 Ron Fouchier 进行的 H5N1 流感病毒突变在哺乳动物间传播的研究结果。Ron Fouchier 于 1995 年在荷兰阿姆斯特丹大学获得医学博士学位，1995～1998 年在美国费城宾夕法尼亚大学医学院 Howard Hughes 医学研究所进行艾滋病病毒（HIV）有关的博士后研究。随后，他加入荷兰伊拉斯姆斯大学医学中心病毒学部，开始呼吸道病毒特别是甲型流感病毒的分子生物学研究，研究重点是流感病毒在人类和动物体内的进化及分子生物学特征。

对于 H5N1 流感病毒传播的研究从 1998 年开始在鹿特丹伊拉斯姆斯大学医学中心病毒学部已经开始讨论。但这项研究一直没有开展，主要原因是考虑当时的研究设施不适合开展这项研究。1998～2007 年，研究团队进一步讨论了 H5N1 流感病毒的传播实验，同时与 Erasmus MC 的生物安全官员及全球流感和感染性疾病领域的专家进行了讨论。2005 年，荷兰鹿特丹伊拉斯姆斯大学医学中心病毒学部与美国研究团队合作获得了 NIH 过敏与感染性疾病研究所（National Institute of Allergy and Infectious Diseases，NIAID）流感研究项目资助。该研究在 Erasmus MC 动物生物安全三级实验室（ABSL3）进行，该实验室于 2007 年完工。

Fouchier 的研究从一个实际的 H5N1 流感病毒出发，其分离于印度尼西亚，为 A/Indonesia/5/2005（A/H5N1），从人体分离。该病毒所有的 8 个基因片段经逆转录 PCR 扩增克隆入一个改造的反向遗传质粒 pHW2000。突变试验通过 QuikChange Multi-site-directed Mutagenesis Kit 试剂盒进行。

该研究团队最初获得了一些突变，主要针对血凝素分子与受体的结合区域。另外的突变在聚合酶，其使病毒适应人体呼吸道温度较低的环境。但最初的突变并没有完全发挥作用，随后，他们使这种病毒从一个感染的雪貂感染另一个未感染的雪貂，一共经过了 10 次。最终的结果是，病毒可以通过空气从一个笼子中的雪貂传播给另外一个笼子中的雪貂。每一个具有空气传播能力的病毒至少具有 9 个突变，其中 5 个突变是所有获得传播能力雪貂都具有的。该研究团队认为这 5 个突变应该是足够的，其中包括 3 个人工发生的突变和 2 个在雪貂传代中发现的突变。该实验中，通过空气传播的雪貂没有发生死亡。

Fouchier 的研究结果中包括 5 个突变，即 HA（*Q222L*、*G224S*、*T156A*、*H103Y*）和 PB2（*E627K*）。其中，在 HA，222 位的谷氨酰胺由亮氨酸替代，224 位的甘氨酸由丝氨酸替代，156 位的苏氨酸由丙氨酸替代，103 位的组氨酸由酪氨酸替代；在 PB2，627 位的谷氨酸由赖氨酸替代。

Kawaoka 的研究包括 4 个突变，均在 HA（*N220K*、*Q222L*、*N154D*、*T315I*），即 220 位的天冬酰胺由赖氨酸替代，222 位的谷氨酰胺由亮氨酸替代，154 位的天冬酰胺由天冬氨酸替代，315 位的苏氨酸由异亮氨酸替代。

两个研究团队都发现了在受体结合区的两个突变，其中一个是相同的。在 Kawaoka 和 Fouchier 的文章发表之后，英国剑桥大学的研究团队研究了自然发生 H5N1 流感大流行的可能性[12]。监测数据发现，N220K 在 3392 个 H5N1 病毒序列中有两个发生，其中一个 2007 年在越南分离，另外一个 2010 年在埃及分离。*T315I* 和 *H103Y* 在 2002 年从中国分离的两个病毒中发现。

两项研究成果分别投到 *Nature* 和 *Science* 期刊后，2011 年 11 月 21 日，美国生物安全科学顾问委员会（NSABB）建议期刊重新编辑这两篇论文，将结论发表，但是不刊载具体的方法和数据。2012 年 1 月 20 日，Fouchier 和 Kawaoka 及其他 37 个研究人员同意 60 天的流感病毒突变研究暂停期。2012 年 2 月，世界卫生组织在瑞士日内瓦召开了一次会议，会上 Kawaoka 和 Fouchier 介绍了该研究的意义，包括可以监测自然界中流感病毒的潜在危险突变，并有助于疫苗的发展，其益处大于风险。参加会议的都是流感病毒研究知名专家，他们建议这两篇文章全文发表。美国国立卫生研究院（NIH）要求 NSABB 重新考虑其建议。NSABB 在 3 月 29～30 日举行了一次会议，参加会议的成员投票一致同意发表 Kawaoka 的论文，以 12：6 的比例同意发表 Fouchier 的论文。2012 年 5 月 2 日，Kawaoka 的文章在 *Nature* 刊出；2012 年 6 月 22 日，Fouchier 的文章在 *Science* 刊出。

2013 年 2 月，全球 40 名科学家分别在美国 *Science* 和英国 *Nature* 杂志上发表公开信[13,14]，宣布将重启暂停 12 个月的、曾引起争议的有关 H5N1 型禽流感病毒的研究。这些研究人员认为，由于自然界中仍存在 H5N1 型禽流感病毒在哺乳动物间传播的风险，研究人员有责任重启这项"重要工作"。

2013 年 8 月，发表于 *Science* 和 *Nature* 杂志上的文章中，22 位研究人员主张启动 H7N9 禽流感病毒潜在风险实验[15,16]。

## 三、再造 1918 流感病毒[17, 18]

2005 年, *Science* 杂志刊登了美国疾病预防控制中心 Terrence M. Tumpey 及美国陆军病理学研究所 Jeffery K. Taubenberger 等人对重新构建的 1918 流感病毒的特性进行分析的文章。

历史上, 1918 流感病毒导致了 5000 万人死亡, 超过了第一次世界大战的死亡人数。2005 年 10 月 6 日的 *Nature* 期刊, Taubenberger 报道了 1918 流感病毒最后 3 个基因的序列, 该病毒至此拼合完整[17]。Tumpey 在 2005 年 10 月 7 日的 *Science* 杂志上报道, 他们根据基因组序列信息造出了这种病毒, 并试验了它的致病性[18]。

弄清 1918 流感病毒的完整基因组序列, 花费了美国陆军病理学研究所 Taubenberger 和他的合作者们 10 年时间。Taubenberger 1982 年在美国乔治梅森大学取得学士学位, 1987 年在维吉利亚医学院取得博士学位, 1994 年开始在美国陆军病理学研究所工作, 2006 年开始在美国 NIH 过敏与感染性疾病研究所(NIAID)工作, 研究领域包括流感生物学、进化、致病机理、监测等。Taubenberger 所在的美国陆军病理学研究所有一个仓库, 保存了许多尸体解剖留下的病理组织, 其中有两份死于 1918 大流感的士兵的肺部组织, 浸过福尔马林, 以小块的蜡封存着。尽管组织里的病毒已经降解得支离破碎, 但 Taubenberger 仍用逆转录聚合酶链反应的方法, 从中找到了部分 1918 流感病毒的 RNA 碎片。

1997 年 3 月, Taubenberger 等在 *Science* 杂志报道了他们根据这些碎片分离出的 5 个基因。但是这还不够, 需要更多的样本来得到完整的基因组序列。退休的病理学家 Johan Hultin 读到这篇文章, 想起了自己几十年前在阿拉斯加寻找 1918 年大流感病毒的经历, 在与 Taubenberger 联系后决定重返阿拉斯加。

1997 年 8 月, 72 岁的 Hultin 孤身一人再度来到阿拉斯加。Hultin 在墓穴中发现了一具冰冻保存得非常完好的女性遗体, 从中提取肺部组织, 交给 Taubenberger。新获得的样本补全了士兵肺部组织样本缺失的部分。Taubenberger 等人从样本中提取病毒的 RNA 片段, 逆转录成 DNA , 并对之进行测序。在经历了几年艰难的拼图工作之后, 研究人员终于将各个片段拼合成完整的基因组序列。

1918 流感病毒一共有 8 个基因, 此前 Taubenberger 小组已分离出 5 个, 这次在 *Nature* 报道的是占到序列总长度一半的另外 3 个基因, 这 3 个基因编码构成该病毒聚合酶的 3 种蛋白质——PB2、PB1 和 PA。

1918 流感病毒的完整序列信息问世后, 其他研究者便着手重构这种病毒。纽约西奈山伊坎医学院的病毒学家 Peter Palese 小组将病毒的 8 个基因重构, 然后将

DNA 送往乔治亚州的美国疾病预防控制中心实验室。在那里，病毒学家 Terrence Tumpey 将 DNA 注入人肾脏细胞，细胞据此合成出病毒粒子。Tumpey 随后从细胞中分离出病毒，分别对小鼠、鸡胚胎和人细胞样本进行试验，结果发现该病毒的毒性极强。

这两项成果（完整的基因组和再造的病毒）立刻引起了有关生物安全的争议。人们一方面担心再造的病毒从实验室泄漏；另一方面则担心基因组序列信息是公开的，既然科学家能够合成病毒，有实力的恐怖组织也可能进行类似的研究。

## 四、其他研究

美国威斯康星大学麦迪逊分校的 Yoshihiro Kawaoka 在 2014 年 6 月 *Cell Host & Microbe* 杂志上报道，他们从野鸭流感病毒中找到 8 个基因片段，利用它们组合出一种与 1918 流感病毒极相似的新病毒，两者只有 3% 的氨基酸不同[19]。

类 1918 流感病毒各基因节段的来源：

PB2：A/bluewinged teal/Ohio/926/2002（H3N8）

PB1：A/blue-winged teal/Alberta（ALB）/286/77（H3N6）

PA：A/pintail duck/ALB/219/77（H1N1）

NP：A/blue-winged teal/Ohio/908/2002（H1N1）

M：A/duck/Germany/113/95（H9N2）

NS：A/canvasback duck/Alberta/102/76（H3N6）

HA：A/pintail duck/ALB/238/79（H1N1）

NA：A/mallard/duck/ALB/46/77（H1N1）

其与 1918 流感病毒相比，各节段的氨基酸序列差异情况：8（PB2），6（PB1），20（PB1-F2），9（PA），7（NP），33（HA），31（NA），1（M1），5（M2），4（NS1），0（NS2）。

利用雪貂进行的试验显示，新病毒致病能力高于普通禽流感病毒，但低于 1918 流感病毒，不能通过飞沫传播。流感病毒空气传播试验表明，1918 流感病毒的 HA 在 190 和 225 位点的 E-to-D 和 G-to-D 突变对于禽流感与人受体的结合有重要意义。另外，PB2 的 627 位点的赖氨酸（Lys）对于其在哺乳动物细胞复制，以及在人温度相对较低的上呼吸道的适应具有重要意义。

试验表明，10 个氨基酸替代与类 1918 流感病毒在雪貂的传播有关：PB2（E627K、A684D）；HA（E89D、S113N、I187T、E190D、G225D、D265V）；PA（V253M）；NP（T232I）。研究人员认为，新病毒具有在人群中引起流感大流行的可能。

对于该试验，Yoshihiro Kawaoka 认为，它表明"自然界中就存在可能在未来导致严重流感大流行的基因库"，"由于自然界中的禽流感病毒只需些许变化就可能适应人群并引起大流行，因此了解其中的适应机制、鉴定其关键变异至关重要"。

对于 Kawaoka 发表在 *Cell Host & Miorobe* 的类 1918 流感病毒的研究工作同样引起了一些人员的担心。哈佛大学教授 Marc Lipsitch 表示担忧："即便是在最安全的实验室中，这也是危险行为。"

除此以外，美国马里兰大学进行的 H7N1 流感病毒的一项功能获得性研究结果发表在 2014 年 4 月的 *Journal of Virology*。H7N1 禽流感病毒之前没有发现人感染病例。其通过将 H7N1 流感病毒在雪貂传代，经过 10 次传代，获得了 5 个突变后，使该流感病毒可以在雪貂间呼吸道传播，并且毒力没有降低[20]。另外的一些研究包括 H7N9 流感病毒在雪貂间传播研究[21]、H9N2 流感病毒与 H1N1 流感病毒的重配研究等[22]。

## 第四节　功能获得性研究争论

功能获得性研究(GOFR)是"两用性研究"的一部分，即该研究既有有利的用途，也有恶意目的[23, 24]。"需要关注的两用性研究"(DURC)指的是两用性研究的恶意使用后果将非常严重(几乎任何研究都可能被认为具有"两用性"，因为几乎任何研究都可被用于某些恶意目的)。在生命科学研究中特别令人关注的是，生物技术的进步可能会开发和使用新一代具有巨大破坏作用的生物武器。

因此，DURC 已成为 21 世纪争论最激烈的科学政策问题之一。一些已发表的研究引起了广泛的争论，这些研究包括：2001 年的鼠痘病毒基因工程研究[25]，2002 年的人工合成脊髓灰质炎病毒研究[26]，2005 年的重构 1918 流感病毒研究[17, 18]，2012 年的流感病毒功能获得性研究[7, 10]等。

虽然所有这些研究都具有合法目的，但反对者认为他们不应实施研究及发表研究结果。一些人认为发表这样的研究会为特别危险的潜在生物武器病原体研发提供"路线图"。另一方面，虽然许多人承认这种潜在危险，但认为发表研究结果的收益超过其风险。

针对流感病毒功能获得性研究，前任 NSABB 主席 Paul Keim 指出："我完全无法想象还有哪个病原体比 Fouchier 团队所生成的病毒株更可怕"[27]。一些批评者也认为，该研究应该在生物安全防护水平最高的实验室中进行，即生物安全等级 4 级(BSL-4)，而不是 BSL-3 实验室[28]。虽然基于结果发表后的收益远远大于其风险的判断，NSABB 才决定将 Ron Fouchier 和 Yoshihiro Kawaoka 研究小组所做的 H5N1 流感病毒雪貂空气传播研究结果全文发表，但仍有许多批评者质疑这些研究的实际收益。支持发表的主要观点是，这些研究结果将有助于：①研发和生产抗流感大流行病毒株的疫苗；②监测流感病毒株，以便能够对可能天然发生的大流行病毒株尽早进行鉴定并及时应对。批评者认为这些收益毕竟有限，因为自然产生的大流行病毒株可能与实验获得的病毒株不同。而且，在这种天然生成的传播性病毒株真正出现之前，不太可能研发和储存其对应的疫苗。

有关两用性(dual-use)的争论主要侧重于与潜在恶意利用研究结果有关的生物安全(biosecurity)风险，功能获得性研究(GOFR)争论涉及两种生物安全(biosecurity和biosafety)的风险。

同时，此前一些研究表明1977年出现的H1N1流感病毒可能来源于实验室泄漏[29]，增加了人们对当前流感病毒功能获得性研究产生潜在大流行病毒株(potential pandemic pathogen，PPP)的担心。

2014年7月，哈佛大学的Lipsitch建立了The Cambridge Working Group (http://www.cambridgeworkinggroup.org)，主要观点是：涉及产生潜在大流行病原体(potential pandemic pathogen)的研究在进行定量、客观、可信的风险和收益评估，且收益大于风险前应该进行限制。主要发起人包括哈佛大学公共卫生学院的Marc Lipsitch、匹兹堡大学健康安全中心的Thomas Inglesby、斯坦福大学的David Relman。

Marc Lipsitch是哈佛大学公共卫生学院流行病学教授和传染病动力学研究中心(CCDD)主任。其研究领域涉及医疗干预和公共卫生干预对感染性病原体传播与进化的影响，以及这些变化对人类健康的影响。他的研究团队在2003年最早发布了SARS病毒实时传播的一个评估结果，并提供了有关1918年大流行性流感病毒的传播能力的一个评估结果。他在CCDD的研究团队在分析和应对2009年甲型H1N1流感病毒大流行方面发挥了重要作用。Lipsitch在耶鲁大学获得学士学位，在牛津大学获得动物学博士学位，并于1995~1999年在埃默里大学和美国疾病预防控制中心进行博士后研究。他于1999年加入哈佛大学公共卫生学院。

Thomas Inglesby1988年在乔治城大学获学士学位，1992年在哥伦比亚大学医学院获医学博士学位，随后在约翰·霍普金斯大学进行内科和感染性疾病培训。2009~2016年他在匹兹堡大学健康安全中心任主任，2017年开始在约翰·霍普金斯大学健康安全中心任主任。其主要研究领域包括公共卫生准备、新发感染性疾病、生物威胁应对，其为*Health Security*期刊的主编。

David Relman是斯坦福大学微生物学和免疫学系教授。其研究重点是人类固有微生物群，尤其是微生物多样性和功能模式变化的性质和机制、微生物群落聚合的关键特征，以及微生物群落稳定性和适应力的基础。Relman博士曾在美国政府担任一些机构和部门的顾问，负责新发传染病、人类与微生物相互作用、生物技术、生物安全等方面的问题。Relman博士在麻省理工学院获得生物学学士学位，在哈佛医学院获得医学博士学位，1994年到斯坦福大学工作。

与此对应，荷兰伊拉斯姆斯大学的Ron Fouchier等人建立了http://www.

scientistsforscience.org/，主要观点是针对潜在大流行性病原体的生物医学研究可以安全地进行，其对于理解病原体的致病性、预防和治疗都有重要作用。此类研究的风险和收益很难定量准确评估。主要发起人包括荷兰伊拉斯姆斯大学的 Ron Fouchier、美国威斯康星大学的 Yoshihiro Kawaoka、美国 NIH 过敏与感染性疾病研究所的 Kanta Subbarao 等。

Kanta Subbarao1982 年在位于印度韦洛尔市的马德拉斯大学基督教医学院获得学士学位，在美国俄克拉荷马大学健康科学中心获得流行病学硕士学位（MPH），在美国国立卫生研究院（National Institutes of Health）的传染病实验室完成其博士后研究工作。她曾在加拿大蒙特利尔市的麦吉尔大学任教，随后担任美国疾病预防控制中心流感病毒分子遗传学部主任。2002 年，Subbarao 博士作为一名高级研究员加入 NIAID。

Lipsitch 与 Ron Fouchier 针对流感病毒功能获得性研究生物安全风险进行了激烈的争论，并将其主要观点在期刊发表。

## 一、Lipsitch 的观点[30]

功能获得性研究（GOF）的风险评估应该是定量、客观、可信的。应重视进行定量的评估，以便提供具体的计算方式和相应的信息来支持决策。生物安全三级（BSL3）实验室中发生的实验室事件和意外感染记录为量化风险评估提供了基础。美国 BSL3 实验室中与实验室相关感染的数据显示，每年在＜2044 个实验室年中观察到 4 例感染，表明每个 BSL3 实验室年中的实验室获得性感染概率至少有 0.2%[31]。另一个数据来自国家过敏和感染性疾病研究所（NIAID）的 BSL3 实验室：1982～2003 年，634 500 人时中，共发生 3 例意外感染，即每 100 名全职工作人员工作一年（2000h）约有一次意外感染 [32]。

通过模型估算实验室工作人员意外感染具有传染性流感病毒株后这种感染广泛传播的风险为 10%～20%[33]。另外一种模型估计这种风险从 5%～60%不等。以实验室年度（0.2%）或全职工作人员（1%）感染概率，以及导致全球传播（5%～60%）可能性的概率相乘，每实验室年造成一次大流行病的风险为 0.01%～0.1%，或每人年造成一次疾病大流行的风险为 0.05%～0.6%。

流感大流行在历史上曾经感染了世界人口的 24%～38%[34]。新病毒株病死率是不可预知的。最严重的是与禽流感 H5N1 流感病毒类似的接近 60%的病死率[35]。但弱毒株可能仅有 1%的病死率。流感病毒株流行期间，将全球人口（约 70 亿）的发病率（24%～38%）乘以死亡率（1%～60%），将导致约 200 万至 14 亿人死亡。

将所有这些数字放在一起，每实验室年的高毒力、传染性流感病毒的实验可能会有 0.01%～0.1%的概率导致 200 万至 14 亿人死亡，或者说每一个 BSL3 实验室一年有可能导致 2000 人至 140 万人的死亡；对于在 BSL3 工作的每个全职人员的工作人年，可能会导致 1 万人到 1000 万人的死亡。

## 二、Fouchier 的观点[36]

Lipsitch 和 Inglesby 最近评估了雪貂之间通过呼吸道进行流感病毒传播研究造成的潜在公共卫生风险，他们认为这种研究由于风险太高而不应开展[31]。该文章作者和其他作者评估了实验室获得性感染(laboratory-acquired infection，LAI)的可能性，以及对公共卫生的潜在威胁[37, 38]。需要说明的是，评估结果是基于历史数据，并没有考虑到进行研究的实验室中已经实施大量降低风险的措施。

### 1. 实验室感染的概率

美国疾病预防控制中心(CDC)统计了从 2004 年至 2010 年实验室获得性感染(Laboratory Acquired Infection，LAI)发生的概率[32]。虽然这些报告有局限性，但它提供了美国最新的 LAI 记录。从 2004 年到 2010 年，相关机构共向美国疾病预防控制中心报告了 11 起 LAI，其中有 4 起发生在生物安全三级(BSL3)实验室。在这七年期间，每年平均有 10 000 人在 292 个实验室可接触选择性病原体，那么 7 年有 2044 实验室年或 70 000 人年。根据这些数据，BSL3 条件下 LAI 发生的概率为 4/2044(或 $2 \times 10^{-3}$)实验室年，或 4/70 000(或 $5.7 \times 10^{-5}$)人年。然而，这些估计并没有考虑到特定的病原体类型或研究设施。例如，病毒学和微生物实验室的工作设施是不同的。需要注意的是，2004～2010 年向美国疾病预防控制中心报告的 LAI 都不涉及病毒，因此与病毒病原体相关的 LAI 的风险应小于 1/2044 实验室年($<5 \times 10^{-4}$ 实验室年)，或小于 1/70 000 人年($<1.4 \times 10^{-5}$ 人年)。但 Henkel 等的报道中没有具体说明每年在 2044 个实验室年和 70 000 人年中有多少 BSL3、BSL2 或 BSL4 设施。因此，使用 2044 和 70 000 作为分母低估了 BSL3 条件下发生 LAI 的真实概率[39]。

### 2. Erasmus MC 主要生物安全措施和风险消除策略

在 Erasmus MC，雪貂之间通过呼吸道进行流感病毒传播的研究是在为此类研究专门设计的设施和条件下进行的。普通的 BSL3 实验室在具有定向气流的二级生物安全柜中进行工作。与研究病毒的普通 BSL3 条件不同，Erasmus MC 设施中的流感病毒传播的所有体内和体外实验工作都在生物安全三级隔离器或三级生物安全柜中进行，通过安装在这些机柜前部的气密手套完成操作。只有经过培训授权和经验丰富的人员才能进入该设施。所有人员都要接种相应的 H5N1 流感疫苗。所有设备都有电子监控，并且使用报警系统来确保设备故障时工作人员不能进入设施。对所有人员进行指导和培训以便在发生事故时及时采取措施。事故发生后可立即使用抗病毒药物(奥司他韦或扎那米韦)。

因此，Erasmus MC 设施的生物安全条件远远超出了用于处理病毒的"常规"

BSL3 条件，推断 LAI 的可能性时，应考虑这些生物安全措施。虽然安全性增加的幅度尚不清楚，但 Fouchier 认为至少是 10 倍。由此，Erasmus MC 设施的 LAI 概率将降至 $0.1 \times (1.4 \times 10^{-5})$ 人年以下，即 $< 1.4 \times 10^{-6}$ 人年。

实验室人员接种针对 H5N1 流感病毒的疫苗将进一步降低风险。考虑到在实验室确诊的健康成年人接种流感疫苗的效果为约 65%[40]，接种疫苗会导致 LAI 的概率降低到 $0.35 \times (1.4 \times 10^{-6})$ 人年以下或 $< 5 \times 10^{-7}$ 人年。疫苗 65% 的作用几乎肯定是被低估的，因为这个数字来自于一般人群研究，包括免疫缺陷的个体和疫苗抗原与病毒之间不匹配的情况。

药物早期治疗对人流感病毒感染[41]和禽流感病毒感染具有约 80% 的有效性[42]。因此，在任何具有接触病毒的可能后，实验室人员应使用奥司他韦及时治疗，进一步降低 LAI 发生的概率，使其低于 $0.2 \times (5 \times 10^{-7})$ 人年或 $< 1 \times 10^{-7}$ 人年。

从以上分析来看，当在 Erasmus MC 设施中的雪貂之间通过呼吸道进行流感病毒传播研究时，如果有 10 人访问实验室，预计每 100 万年会发生一例 LAI。

3. LAI 持续传播概率

根据既往的研究，LAI 病例持续传播的概率是 5%～60%[37]，这是大流行性流感病毒在普通人群中的传播概率。在研究通过雪貂之间的呼吸道流感病毒传播的情况下，基于上述生物安全措施，LAI 的持续传播概率将显著低于 5%～60%。

考虑的第一个因素是实验室人员接种了 H5N1 流感疫苗，并且在暴露于病毒的事件发生时可使用奥司他韦治疗。接种疫苗和奥司他韦治疗个体的病毒扩散会显著降低。如果假设免疫和治疗的个体与未经治疗和免疫个体相比，病毒释放量减少 2 个数量级[41, 42]，则 LAI 持续传播的概率将降至 $< 5 \times 10^{-4}$～$6 \times 10^{-3}$。

作为减少 LAI 持续传播的重要策略，Erasmus MC 规定对潜在病毒暴露的任何实验室人员进行检疫检查。这可以将传播概率进一步降低大约为原来的 1/100，则 LAI 持续传播的概率降至 $< 5 \times 10^{-6}$～$6 \times 10^{-5}$。

在计算每次 LAI 持续的传播概率时，要考虑的另一个因素是流感病毒的基本再生数（$R_0$，一个患者在平均患病期间内传染的人数）。以前的风险评估是基于大流行性流感病毒的基本再生数 $R_0$，然而实验室衍生的雪貂病毒的传播效率低于流感大流行和季节性流感病毒传播的效率。此外，鉴于病毒是针对雪貂而不是针对人类的，即使非常保守的估计，LAI 持续传播的概率最终估计为 $< 2.5 \times 10^{-6}$～$3 \times 10^{-5}$。

4. 后续传播行为的可行性

将 LAI 发生的概率乘以 LAI 持续传播的概率，可以估计导致持续传播的 LAI 的概率在 $(1 \times 10^{-7}) \times (2.5 \times 10^{-6})$ [即 $(2.5 \times 10^{-13})$] 到 $(1 \times 10^{-7}) \times (3 \times 10^{-5})$ [即 $(3 \times 10^{-12})$] 之间。从以上分析来看，如果 Erasmus MC 设施的雪貂之间呼吸道流感病毒传播研究，有 10 人进入实验室，一个持续传播的 LAI 预计会比每 330 亿年一次发生得

概率还低，这个概率可以被"忽略不计"。

## 三、Lipsitch 的回应[43]

Lipsitch 对 Ron Fouchier 量化评价潜在的大流行病原体的风险感到高兴，但对他在许多方面的评估持反对意见。

1. 实验室进行具有流行性潜力的病原体研究中发生实验室获得性感染(LAI)的概率

Fouchier 使用的计算方法与 Lipsitch 相同，采用的是 Henkel 等在 2004～2010 年美国选择性病原体事故报告的数据。Fouchier 认为他的实验室的风险远远低于生物技术安全三级(BSL3)实验室每个实验室年 0.2%的报告下限。

虽然细菌学和病毒学实验室肯定会进行一些不同的实验操作，但不一定 BSL3 细菌学实验室在给定时间内比 BSL3 病毒学实验室更容易发生事故。此外，虽然 2004～2010 年美国进行选择性病原体研究的实验室没有发现意外病毒感染报告，但实验室获得性病毒感染曾经发生在中国大陆、新加坡、英国、俄罗斯和中国台湾等地的实验室[32]。另外，LAI 漏报经常发生，潜在的实验室感染数量大于实际确认的实验室感染数量。

Fouchier 列出了荷兰伊拉斯姆斯大学医疗中心 BSL3 实验室的安全性至少高于标准 BSL3 实验室的 10 倍，"10"这个数字过于随意。

Fouchier 说，实验室工作人员在他的实验室接种疫苗可以减少工作人员的感染风险，加强工作人员监控和及时提供抗病毒药物将会进一步降低风险。接种疫苗和抗病毒药物在预防感染方面的作用被夸大了，这是由以下几个原因造成的。

(1)如果意外暴露涉及该实验室的成员可以有效，而如果涉及其他实验室的人员就不会如此有效[44, 45]。概率计算必须将源实验室的暴露与其他实验室的暴露分开。

(2)疫苗的可用性和有效性并不确定。一般来说，疫苗的效果存在很大的差异[46]。一些雪貂传播实验涉及(在实验时)没有批准的相应疫苗，并且在这些实验中，不能确定疫苗和抗病毒药物对实验室工程菌株的有效性。

(3)每个 BSL3 实验室中每年实验室获得性感染的发生率为 0.2%，已经反映了接种疫苗和及时治疗的情况。

2. LAI 持续传播的可能性

Fouchier 进一步认为治疗和接种疫苗不仅可以降低感染的可能性，而且可以将传播概率降低为原来的 1/100。减少为原来的 1/100 的假设过于乐观：①感染被检测到，可以发生在传播前，也可能发生在传播后；②其假定疫苗和抗病毒药物针对实验室的病毒有效，而这并不是一定的；③如果在传播前检测到感染，并且疫苗和抗病毒药物迅速给予暴露的人，如菌株对抗病毒药物敏感，则传播风险降低可能更接近于原来的 1/8～1/5，而非 1/100；如果在传播前没有检测到感染，或者疫苗和抗病毒药物没有迅速给予感染者以防止扩散，或者菌株对抗病毒或疫苗不敏感，则风险不会降低。

Fouchier 表示，实验室工作人员的检疫作为另一个因素将减少传播至原来的 1/100。在没有数据支持的情况下，1/100 不可靠，而且存在在实验室中恶意移除病毒株的可能，这是不能被检疫的。

此外，Fouchier 认为在雪貂中传播的病毒与普通流感病毒相比传播性较差，因为它们更适应雪貂而不是人类。这些说法违背了雪貂获得性传播研究的目的，该传播研究的目的是为了预测天然分离流感病毒的流行潜力。CDC 流感病毒学家近期发表的一篇文章表明，雪貂功能获得性传播研究中发现的特定突变具有人类适用性，而不是只适用于雪貂[47]。

## 参 考 文 献

[1] Risk and Benefit Analysis of Gain-of-Function Research, Final Report. Gryphon Scientific, April 2016. http://www.gryphonscientific.com/wp-content/uploads/2016/04/Risk-and-Benefit-Analysis-of-Gain-of-Function-Research-Final-Report.pdf.

[2] QuikChange Multi Site-Directed Mutagenesis Kit. http://www.chem.agilent.com/Library/usermanuals/Public/200514.pdf.

[3] GeneMorph II Random Mutagenesis Kit. http://www.genomics.agilent.com/en/Random-Mutagenesis.

[4] Neumann G, Watanabe T, Ito H. et al. Generation of Influenza A viruses entirely from cloned cDNAs. Proc Natl Acad Sci U S A. 1999, 96(16): 9345-9350.

[5] 程从升, 舒跃龙, 张智清. 流感病毒的反向遗传学研究进展. 病毒学报, 2007, 23(1): 68-71.

[6] Sedova ES, Shcherbinin DN, Migunov AI, et al. Recombinant influenza vaccines. Acta Naturae, 2012, 4(4): 17-27.

[7] Imai M, Watanabe T, Hatta M, et al. Experimental adaptation of an influenza H5 HA confers respiratory droplet transmission to a reassortant H5 HA/H1N1 virus in ferrets. Nature, 2012, 486(7403): 420-428.

[8] Yong E. Mutant-flu paper published. Nature, 2012, 485(7396): 13-14.

[9] Maher B. Bird-flu research: The biosecurity oversight. Nature, 2012, 485(7399): 431-434.

[10] Herfst S, Schrauwen EJ, Linster M, et al. Airborne transmission of influenza A/H5N1 virus between ferrets. Science, 2012, 336(6088): 1534-1541.

[11] Enserink M. Avian influenza. Public at last, H5N1 study offers insight into virus's possible path to pandemic. Science, 2012, 336(6088): 1494-1497.

[12] Russell CA, Fonville JM, Brown AE, et al. The potential for respiratory droplet-transmissible A/H5N1 influenza virus to evolve in a mammalian host. Science, 2012, Jun 22, 336(6088): 1541-1547.

[13] Fouchier RA, García-Sastre A, Kawaoka Y, et al. Transmission studies resume for avian flu. Science, 2013, 339(6119): 520-521.

[14] Fouchier RA, García-Sastre A, Kawaoka Y. H5N1 virus: Transmission studies resume for avian flu. Nature, 2013, 493(7434): 609.

[15] Fouchier RA, Kawaoka Y, Cardona C, et al. Gain-of-function experiments on H7N9. Science, 2013, 341(6146): 612-613.

[16] Fouchier RA, Kawaoka Y, Cardona C, et al. Avian flu: Gain-of-function experiments on H7N9. Nature, 2013, 500(7461): 150-151.

[17] Taubenberger JK, Reid AH, Lourens RM, et al. Characterization of the 1918 influenza virus polymerase genes. Nature, 2005, 437(7060): 889-893.

[18] Tumpey TM, Basler CF, Aguilar PV, et al. Characterization of the Reconstructed 1918 Spanish Influenza Pandemic Virus. Science, 2005, 310(5745): 77-80.

[19] Watanabe T, Zhong G, Russell CA, et al. Circulating avian influenza viruses closely related to the 1918 virus have pandemic potential. Cell Host Microbe, 2014, 15(6): 692-705.

[20] Sutton TC, Finch C, Shao H, et al. Airborne transmission of highly pathogenic H7N1 influenza in ferrets. J Virol, 2014, 88(12): 6623-6635.

[21] Richard M, Schrauwen EJ, de Graaf M, et al. Limited airborne transmission of H7N9 influenza A virus between ferrets. Nature, 2013, 501(7468): 560-563.

[22] Qiao C, Liu Q, Bawa B, et al. Pathogenicity and transmissibility of reassortant H9 influenza viruses with genes from pandemic H1N1 virus. J Gen Virol, 2012, 93: 2337-2345.

[23] Miller S1, Selgelid MJ. Ethical and philosophical consideration of the dual-use dilemma in the biological sciences. Sci Eng Ethics, 2007, 13(4): 523-580.

[24] National Research Council (NRC). Biotechnology research in an age of terrorism. Washington DC: National Academies Press, 2004.

[25] Jackson RJ, Ramsay AJ, Christensen CD, et al. Expression of mouse interleukin-4 by a recombinant ectromelia virus overcomes genetic resistance to mousepox. J Virol, 2001, 75(3): 1205-1210.

[26] Cello J, Paul AV, Wimmer E. Chemical synthesis of poliovirus cDNA: Generation of infectious virus in the absence of natural template. Science, 2002, 297(5583): 1016-1018.

[27] Enserink M. Scientists brace for media storm around controversial flu studies. ScienceInsider. http://www.sciencemag.org/news/2011/11/scientists-brace-media-storm-around-controversial-flustudies.Accessed 6 July 2016.

[28] Swazo N K. Engaging the normative question in the H5N1 avian influenza mutation experiments. Philosophy Ethics, and Humanities in Medicine, 2013, 8(1): 1-15.

[29] Wertheim JO. The re-emergence of H1N1 influenza virus in 1977: A cautionary tale for estimating divergence times using biologically unrealistic sampling dates. PLoS One, 2010, 5(6): e11184.

[30] Lipsitch M, Inglesby TV. Moratorium on research intended to create novel potential pandemic pathogens. MBio, 2014, 5(6): e02366-14.

[31] Henkel RD, Miller T, Weyant RS. Monitoring select agent theft, loss and release reports in the United States—2004-2010. Appl Biosaf, 2012, 18: 171-180.

[32] US Department of Homeland Security December 2008. National Bio and Agro-defense Facility final environmental impact statement, appendix B. Washington DC: US Department of Homeland Security. http://www.dhs.gov/xlibrary/assets/nbaf_feis_appendix_b.pdf.

[33] Merler S，Ajelli M，Fumanelli L，et al. Containing the accidental laboratory escape of potential pandemic influenza viruses. BMC Med,2013,11:252.

[34] Van Kerkhove MD, Hirve S, Koukounari A, et al. Estimating age-specific cumulative incidence for the 2009 influenza pandemic: a meta-analysis of A(H1N1)pdm09 serological studies from 19 countries. Influenza Other Respir Viruses, 2013 Sep, 7(5): 872-886.

[35] Van Kerkhove MD, Riley S, Lipsitch M, et al. Comment on "Seroevidence for H5N1 influenza infections in humans: meta-analysis."Science, 2012, 336(6088): 1506.

[36] Fouchier RAM. Studies on influenza virus transmission between ferrets: the public health risks revisited. MBio, 2015, 6(1), pii: e02560-14.

[37] Lipsitch M, Galvani AP. Ethical alternatives to experiments with novel potential pandemic pathogens. PLoS Med, 2014, 11(5): e1001646.

[38] Klotz LC, Sylvester EJ. The consequences of a lab escape of a potential pandemic pathogen. Front Public Health, 2014, 2: 116.

[39] Inglesby TV. Moratorium on research intended to create novel potential pandemic pathogens. MBio, 2014, 5(6), pii: e02366-14.

[40] Manzoli L, Ioannidis JP, Flacco ME, et al. Effectiveness and harms of seasonal and pandemic influenza vaccines in children, adults and elderly: a critical review and re-analysis of 15 meta-analyses. Hum Vaccin Immunother, 2012, 8(7): 851-862.

[41] Okoli GN, Otete HE, Beck CR, et al. Use of neuraminidase inhibitors for rapid containment of influenza: a systematic review and meta-analysis of individual and household transmission studies. PLoS One, 2014, 9(12): e113633.

[42] Te Beest DE, van Boven M, Bos ME, et al. Effectiveness of personal protective equipment and oseltamivir prophylaxis during avian influenza A (H7N7) epidemic, the Netherlands, 2003. Emerg Infect Dis, 2010, 16(10): 1562-1568.

[43] Lipsitch M, Inglesby TV. Reply to "Studies on influenza virus transmission between ferrets: the public health risks revisited."MBio, 2015, 6(1): e00041-15.

[44] Centers for Disease Control and Prevention 2014. Report on the potential exposure to anthrax. http://www.cdc.gov/about/pdf/lab-safety/Final_Anthrax_Report.pdf.

[45] Grady D, McNeil DG. December 2014. Ebola sample is mishandled at C. D. C. lab in latest error, p A1. New York: Times; http://www.nytimes. com/2014/12/25/health/cdc-ebola-error-in-lab-may-have-exposed-technician-to-virus. html.

[46] Osterholm MT, Kelley NS, Sommer A, et al. Efficacy and effectiveness of influenza vaccines: a systematic review and meta-analysis. Lancet Infect Dis, 2012, 12(1): 36-44.

[47] Davis CT, Chen LM, Pappas C, et al. Use of highly pathogenic avian influenza A(H5N1) gain-of-function studies for molecular-based surveillance and pandemic preparedness. mBio, 2014, 5: 02431-02514.

# 第五章 美国评估与审议行动

生命科学研究不仅要应对流行和新发病原体针对公共卫生和国家安全的威胁,还要应对恶意使用生物剂的威胁。通过研究人类与病原体相互作用、增进对病原生物学和疾病发病机制的认识,以及生物监测和医学应对措施的研发,使得生命科学研究能够改善公共卫生和国家安全。

虽然病原体生命科学研究的目标是保护和促进公共卫生,但其存在生物安全(biosafety 和 biosecurity)风险。因此,生命科学研究具有"两用性"(dual use)的潜力。也就是说,由合法研究所产生的各种信息、产品或技术可能会被误用,从而威胁公共卫生或国家安全。为了降低潜在生物安全风险,病原体生命科学研究受到了美国联邦和研究机构的多重监管。

改造微生物的各项实验技术和方法常被用于病原体研究。这些操作可形成功能缺失性(loss-of-function,LOF)或功能获得性(gain-of-function,GOF)生物表型。许多实验研究可以得到功能获得性(GOF)表型的病原体。这些研究可以增加科学知识,并促进生物监测、医疗对策研发和公共政策决策等。虽然绝大多数 GOF 研究都没有引起明显的生物安全问题,但某些涉及病原体的 GOF 研究引起了人们的关注,即是否可以无意或有意释放而生成具有大流行性潜力的病原体。人们还担心,恐怖分子是否可以根据某些 GOF 研究获得的信息,产生具有大流行性潜力的病原体。

2012 年,两个研究小组的实验均发现诱发少量突变的高致病性 H5N1 型禽流感病毒可以在雪貂之间通过呼吸道传播[1,2]。针对文章发表有关的争议,流感病毒研究团队自发中止了高致病性 H5N1 型禽流感病毒的 GOF 研究。在此期间,政策制定者考虑:是否应该使用联邦基金来进行这些 GOF 研究;如果能够使用联邦基金的话,如何能够安全地进行这些研究。由于 H5N1 型禽流感病毒可获得经呼吸道在哺乳动物之间传播的能力,美国卫生与公众服务部(HHS)制定框架指导如何对这些病毒的 GOF 研究项目提供资助[3]。

2014 年 6 月,美国疾病预防控制中心(CDC)由于没有遵循严格的安全措施,其位于亚特兰大实验室的工作人员无意中接触了未灭活的炭疽杆菌,具有潜在感染风险的人数达 86 人。2015 年 5 月 27 日,美国国防部发表声明,因"工作疏忽"美军杜格威基地误送未灭活的炭疽菌,可能会影响到韩国乌山空军基地。美国国防部透露,日本、韩国、加拿大、澳大利亚和英国,以及全美 19 个州及华盛顿也都曾收到活炭疽杆菌,2005 年以来,共有 69 个实验室误收活炭疽菌的样本。

这些事故本身并没有涉及 GOF 研究，但由于其被用于病原体研究，故对实验室安全问题和生物安全问题引起广泛关注，出现了更多关于 GOF 研究生物防护风险的讨论[4]。

2014 年 10 月 17 日，美国政府启动了一项为期一年的审议过程，以解决围绕所谓"功能获得性"（GOF）研究的持续争议，以明确与功能获得性研究风险和收益有关的关键问题，并为未来的资助决策提供支持[5]。审议政策不仅包括流感病毒，也包括对导致严重急性呼吸综合征(severe acute respiratory syndrome，SARS)和中东呼吸综合征(middle east respiratory syndrome，MERS)冠状病毒开展的实验。该审议过程的核心是对某些 GOF 实验的潜在风险和收益进行评估，其评估结果将"有助于发展和采用新的美国政策对功能获得性研究的资助和实施进行管理"。作为这一审议过程的一部分，美国政府暂停了相关的新资助及正在资助的 GOF 研究项目。最初，美国国立卫生研究院(NIH)资助的 18 个研究项目都被叫停，但有几项研发 MERS 动物模型的暂停研究项目后来被豁免[4]。

美国国家生物安全科学顾问委员会（National Science Advisory Board for Biosecurity，NSABB）和美国国家科学院(包括国家科学院、国家工程院和国家医学院)均参与该项审议过程，其中，NSABB 作为官方联邦咨询机构就此提供咨询服务。为了支持 NSABB 的审议过程，NIH 委托进行了以下两项研究：①由 Gryphon 科技有限公司进行 GOF 研究风险和收益评估的定性分析与定量分析[6]；②由 Michael Selgelid 博士进行与 GOF 问题有关的伦理学研究[7]。同时，国家研究委员会(NRC)和国家科学院医学研究所(IOM)举行了两次公开会议[8, 9]。NIH 的科学政策办公室(Office of Science Policy)负责管理 NSABB，其负责整个审议过程的协调。

## 第一节 美国国家生物安全科学顾问委员会(NSABB)

美国国家生物安全科学顾问委员会是由卫生与公众服务部于 2005 年组建的，主要任务包括：①对于生物"两用性"研究建立确定标准；②对"生物两用性"研究提出指导方针；③对政府在出版潜在敏感研究方面及科研人员进行安全教育方面提供建议[10]。

NSABB 现有(2016 年)成员包括：Samuel L. Stanley(纽约石溪大学)、Kenneth I. Berns(佛罗里达大学)、Craig E. Cameron(宾夕法尼亚州立大学)、Andrew(Drew)Endy(斯坦福大学)、J. Patrick Fitch(巴特尔国家生物防御研究所)、Christine M. Grant(Infec Detect Rapid Diagnostic Tests 有限责任公司)、Marie-Louise Hammarskjöld(弗吉尼亚大学医学院)、Clifford W. Houston(得克萨斯大学医学部)、Joseph Kanabrocki(芝加哥大学)、Theresa M. Koehler(得克萨斯大学休

斯敦医学院)、Marcelle C. Layton(纽约市卫生和心理卫生部)、Jan Leach(科罗拉多州立大学)、James W. LeDuc(得克萨斯大学医学分校)、Margie D. Lee(佐治亚大学)、Francis L. Macrina(弗吉尼亚联邦大学)、Joseph E. McDade(美国疾病预防控制中心)、Jeffery F. Miller(加州大学洛杉矶分校)、Stephen S. Morse(哥伦比亚大学)、Rebecca T. Parkin(乔治·华盛顿大学)、Jean L. Patterson(得克萨斯生物医学研究所)、I. Gary Resnick(洛斯阿拉莫斯国家实验室)、Susan M. Wolf(明尼苏达大学)、David L. Woodland(分子生物学和细胞生物学论坛)。

　　Samuel L. Stanley 博士 2012 年开始担任国家生物安全科学顾问委员会(NSABB)主席,他于 2009 年 5 月被任命为纽约州立大学石溪分校第五任校长。此前,其担任圣路易斯华盛顿大学副校长,分管研究工作。他重点研究新发病原体的宿主防御问题。Samuel L. Stanley 于 1976 年在芝加哥大学获得生物学学士学位,1980 年在哈佛大学医学院获得医学博士学位,1984～1987 年在圣路易斯华盛顿大学进行免疫学博士后研究。

　　根据美国政府要求,在本次针对流感病毒功能获得性研究的审议过程中,NSABB 是主要的官方联邦咨询机构。

　　NSABB 为此召开了一系列研讨会,并邀请了相关领域的一些专家参加,包括:Andrew M. Hebbeler(美国国务院)、Arturo Casadevall(约翰·霍普金斯大学布隆伯格公共卫生学院)、Baruch Fischhoff(美国卡耐基梅隆大学)、Bill Sheridan(BioCryst 制药有限公司)、Carrie Wolinetz(美国 NIH)、Corey Meyer(Gryphon 科技责任有限公司)、Daniel Jernigan(美国疾病预防控制中心)、Daniel Perez(马里兰大学)、David B. Resnik(美国 NIH)、David Fidler(伯明顿印第安纳大学)、David Relman(斯坦福大学)、Dennis Dixon(美国 NIH)、Eric Meslin(印第安纳大学医学院)、Gigi Kwik Gronvall(匹兹堡大学医学中心卫生安全中心)、Janet Peterson(马里兰大学)、Jill Taylor(纽约州公共卫生部)、Jo Husbands(美国国家科学院、工程院和医学院生命科学委员会)、Jonathan Moreno(宾夕法尼亚大学)、Kanta Subbarao(NIH)、Kavita Berger(Gryphon 科技有限公司)、Marc Lipsitch(哈佛大学公共卫生学院)、Mark Denison(范德堡大学)、Michael Imperiale(密歇根大学)、Michael Osterholm(明尼苏达大学)、Michael Selgelid(莫纳什大学)、Nicole Lurie(美国卫生与公众服务部)、Paul Duprex(波士顿大学 NEIDL 研究所)、Philip Potter(圣犹达儿童研究医院)、R. Alta Charo(威斯康星大学麦迪逊分校)、Rebecca Dresser(圣路易斯华盛顿大学)、Regine Aalders(荷兰大使)、Rocco Casagrande(Gryphon 科技有限公司)、Ron Fouchier(荷兰伊拉斯姆斯大学医学中心)、Stacey Schultz(圣犹达儿童研究医院)、Stephen Eubank(弗吉尼亚理工学院)、Thomas Inglesby(匹兹堡大学医学中心卫生安全中心)、W. Ian Lipkin(哥伦比亚大学)、Yoshihiro Kawaoka(威斯康星大学麦迪逊分校)。

一些美国政府部门也派代表参加了相关讨论，包括 Jason E. Boehm（国家标准与技术研究院）、Brenda A. Cuccherini（退伍军人事务部）、Amanda Dion-Schultz（国家情报总监办公室）、Gerald L. Epstein（科学和技术政策办公室）、Anthony S. Fauci（国立卫生研究院过敏和感染性疾病研究所）、Wendy Hall（国土安全部）、David C. Hassell（国防部）、Steven Kappes（农业部）、Anne E. Kinsinger（内务部）、David R. Liskowsky（国家航空航天局）、CAPT Carmen Maher（食品药品监督管理局）、Robert M. Miceli（国家反扩散中心）、Christopher Park（国务院）、Sally Phillips（卫生与公众服务部）、Gregory Sayles（环境保护署）、Michael W. Shaw（疾病预防控制中心）、Sharlene Weatherwax（能源部）、Edward H. You（联邦调查局）。

## 一、NSABB 主要任务

2014 年 10 月 22 日，NSABB 明确了其任务：

(1) 为 GOF 研究提供关于风险和收益评估的设计与实施的建议；

(2) 向美国政府就 GOF 研究的监管提供建议。

NSABB 在提出其建议时，可以参考：Gryphon 风险和收益评估结果、美国国家科学院组织的研讨会、Michael Selgelid 博士进行的与 GOF 问题有关的伦理学研究等。"功能获得性"研究涵盖了大量病原体和实验操作，NSABB 的审议和建议重点侧重于会对人群构成严重风险的病原体。

为了明确其任务，NSABB 成立了两个工作小组来起草建议草案，全体委员会对草案展开讨论。

(一) 目标 1：关于风险-收益评估的建议

第一个NSABB 工作小组的任务是为风险和收益评估的设计与实施提供建议。该小组包括 13 名成员。该小组召开多次电话会议，并举行了为期一天的面对面会议。工作组制定了《对"功能获得性"研究进行风险-收益评估的框架》（*Framework for Conducting Risk and Benefit Assessments of Gain-of-Function Research*）草案，并根据 NSABB 成员的意见进一步修改。2015 年 5 月 5 日，全体 NSABB 成员批准其最后框架。NSABB 框架的目的旨在帮助开展风险-收益评估。

(二) 目标 2：GOF 研究的监管建议

第二个NSABB 工作小组的任务是提供 GOF 研究的政策建议。该小组包括 18 名成员。该小组召开多次电话会议，并举行了两次面对面会议。工作组的主要任务除了起草建议草案之外，还为风险-收益评估的实施提供意见。

(三)全体 NSABB 的审议会议

2014 年 10 月至 2016 年 5 月期间,共召开 6 次全体 NSABB 成员大会。2015 年 5 月 5 日,NSABB 投票通过《对"功能获得性"研究进行风险-收益评估的框架》(*Framework for Conducting Risk and Benefit Assessments of Gain-of-Function Research*)[11]。2016 年 5 月 24 日,NSABB 投票通过《对 "功能获得性" 研究进行评估和监督的推荐意见》(*Recommendations for the Evaluation and Oversight of Proposed Gain-of-Function Research*)[12]。

## 二、指导风险-收益评估的 NSABB 框架

(一)在风险和收益评估中推荐包括的病原体

(1)流感病毒。由于流感病毒株之间存在较大差异,NSABB 推荐对三种病毒株进行分析,包括:①季节性流感病毒(如当前流行的或者曾经流行的 H1N1、H3N2;乙型流感病毒株);②高致病性 H5N1 型禽流感病毒;③低致病性 H7N9 禽流感病毒。

(2)SARS - CoV。

(3)MERS - CoV。

(二)在风险和收益评估中建议考虑的病原体特征

在实施 GOF 研究的过程中,病原体的获得特征应考虑以下几点:

(1)由于复制周期或生长周期的变化而增加病原体的产量;

(2)在适当的动物模型中增加发病率和死亡率;

(3)增强在哺乳动物的传播性(例如,增加宿主或组织范围、改变传播路径、在适当的动物模型中提高传染性);

(4)逃避现有的天然免疫或诱导免疫;

(5)耐药性或逃避其他医疗对策,如疫苗、治疗或者诊断措施等。

(三)风险类别

1. 生物安全(biosafety)

biosafety 风险常与实验室事故有关。评估这些风险应包括:接触病原体的程度、初始感染、导致继发感染的传播,以及在人群或动物中的暴发。评估应分别分析对实验室工作人员的风险和对公众的风险。

2. 生物安全(biosecurity)

biosecurity 风险指的是与犯罪和恐怖主义有关的风险,如病原体的物理安全、

与运输病原体有关的风险，以及由"内部人员"或实验室雇员产生非法行为的风险。biosecurity 生物安全风险包括实验室人员造成的物理破坏、盗窃、遗失或故意释放、恶意行为和恐怖主义。风险评估应考虑到那些试图滥用生命科学研究信息和材料的人员类型，以及其实施能力。

3. 扩散风险

风险评估应考虑某些 GOF 研究可能会导致更多的类似研究，并会随之造成风险增加（如 biosafety、biosecurity 及其他风险等）。

4. 信息风险

信息风险指的是与 GOF 研究所生成信息有关的风险，如果其被公开，可能会使世界各地均可重复此类研究，或者生成的病原体被用于恶意行为或对国家安全造成威胁。

5. 农业风险

农业风险主要是指对畜牧业造成的风险。如生成一种被实验室修饰的病原体，其被有意或无意地释放到一些动物种群中，那么农业风险可能会增加。

6. 经济风险

经济风险指的是与 GOF 研究所生成病原体的释放有关的经济影响，包括生产力损失、农业损失等。

7. 公众信心缺失

如果发生涉及被修饰病原体的实验室事故，可能会导致科研人员对科学研究失去信心。

（四）收益类别

1. 科学知识收益

这些收益包括了解所研究的病原体与疾病。收益评估应考虑尽可能量化这些收益。风险评估还应分析是否 GOF 研究能够产生独特的、其他研究方法无法获得的科学信息。

2. 生物监测收益

（1）公共卫生监测：通过检测和监测自然界中病原体，确保更好地识别或预测暴发并支持决策。

（2）农业和家畜监测：通过检测和监测食品生产、家畜或其他动物中出现的病原体，以确保更好地识别或预测动物疾病暴发和支持决策。

（3）野生动物监测：GOF 研究通过辅助检测和监测野生动物中出现的病原体，更好地识别或预测此类动物疾病的暴发和支持决策。

3. 医疗对策

特别是对以下三种收益而言,收益评估应检查 GOF 研究相对于替代方法的相对收益。收益评估还应考虑 GOF 研究是否以及如何发挥特有的作用。

(1)治疗措施:该研究是如何辅助发现和开发新治疗对策或者更有效的治疗方法。

(2)疫苗措施:该研究是如何有助于开发新疫苗或更有效的疫苗。

(3)诊断措施:该研究是如何有助于开发新的或更好的诊断方法和产品。

4. 为决策提供信息

GOF 研究所获得的信息可提供给公共卫生部门,支持决策,如支持医学应对措施储备策略、指导疫苗研发的病毒株选择。

5. 经济收益

可能的经济收益包括与 GOF 研究结果有关的成本节约,如因疫苗或治疗措施导致医疗成本下降,或者对经济的其他积极影响。

# 第二节　　美国国家科学院

美国国家科学院在审议过程中发挥了重要作用。美国国家研究委员会和医学研究所(现名称为美国国家医学科学院)组织召开了两次论坛,对 GOF 研究的风险与收益评估设计和 NSABB 建议草案展开讨论。

Harvey V. Fineberg 任两次论坛的主席,其现任 Gordon 和 Betty Moore 基金会主席,连续两届担任美国科学院医学研究所所长(2002~2014 年)。他于 1997~2001年担任哈佛大学公共卫生学院院长。他致力于卫生政策和医疗决策制定领域的研究。Harvey V. Fineberg 在哈佛大学分别获得学士学位和博士学位。

第一次研讨会于 2014 年 12 月 15~16 日举行,对具有大流行性潜力病原体的GOF 研究风险和收益有关的科学与技术问题进行讨论。会议讨论指导风险和收益评估分析的一般原则,也包括应考虑的具体问题。研讨会关注与 GOF 相关的潜在风险和收益、评估风险-收益的方法、风险-收益分析的优势和局限性,以及资助和实施 GOF 研究的伦理学与政策问题。

参加会议的主要人员包括:Andrew M. Hebbeler(美国国务院)、Barbara Johnson(生物安全国际公司)、Baruch Fischhoff(美国卡耐基梅隆大学)、Carol Linden(美国生物医学高级研发管理局)、Charles Haas(德雷克塞尔大学)、Christophe Fraser(伦敦帝国理工学院)、Colin Russell(剑桥大学)、David Relman(斯坦福大学)、George Kemble(3-V 生物科技公司)、Gigi Kwik Gronvall(匹兹堡大学卫生安全中心)、Gregory Koblentz(乔治梅森大学)、Harvey Fineberg(加利福尼亚大学旧

金山分校)、Jerry Weir(美国食品药品监督管理局)、Kanta Subbarao(NIH)、Marc Lipsitch(哈佛大学公共卫生学院)、Mark Denison(范德堡大学)、Michael Imperiale(密歇根大学)、Monica Schoch(匹兹堡大学医学中心卫生安全中心)、Philip Dormitzer(瑞士诺华制药)、R. Alta Charo(威斯康星大学麦迪逊分校)、Ralph Baric(北卡罗来纳大学教堂山分校)、Rebecca Moritz(威斯康星大学麦迪逊分校)、Robbin Weyant(美国疾病预防控制中心)、Robert Lamb(西北大学霍华德休斯医学研究所)、Robert Webster(圣犹大儿童研究医院)、Ron Fouchier(荷兰伊拉斯姆斯大学医学中心)、Ronald Atlas(路易斯维尔大学)、Stacey Schultz(圣犹大儿童研究医院)、Thomas Briese(哥伦比亚大学)、Yoshihiro Kawaoka(威斯康星大学麦迪逊分校)。

(一)评估风险与收益

德雷克塞尔大学的 Charles Haas 博士总结了标准的风险评估过程，在既往国家研究委员会的报告中提到风险评估的主要步骤。该报告题为《联邦政府的风险评估：管理过程》(*Risk Assessment in the Federal Government:Managing the Process*)[13]，已被数次更新[14]。卡内基梅隆大学的 Baruch Fischhoff 博士、Huntley-Fenner 顾问公司的 Fenner 博士、匹兹堡大学医学中心(UPMC)卫生安全中心的 Spana 博士都详细阐述了风险评估中需要考虑的关键因素。

Haas 博士指出，功能获得性(GOF)研究的风险评估应涵盖对公众造成的风险，以及具有大流行性潜力病原体导致的全球风险。Haas 博士还指出，关于 GOF 研究的争论很少注意到病原体暴露评估或病原体剂量反应评估，二者都是风险评估的重要组成部分。因此，有关 GOF 研究的争议已经直接跨越到风险描述阶段，而没有将病原体暴露问题和病原体剂量反应问题分离开来。

(二)风险评估流程的基本步骤

(1)危害评估(hazard assessment)：确定某一特定化学物质(或微生物病原体)是否与特定健康影响有关。

(2)病原体暴露评估(exposure assessment)：确定人类接触病原体的程度和出现健康问题的可能性。

(3)剂量-反应评估(dose-response assessment)：确定病原体接触程度与出现健康影响问题的可能性之间的关系。

(4)风险描述(risk characterization)：人类风险的性质和程度，包括所伴随的不确定性。

(5)风险管理(risk management)：减少风险并增加预期收益。

(6)风险沟通(risk communication)：相关人员的适当参与。

卡内基梅隆大学的 Baruch Fischhoff 概述了风险收益评估能做什么和不能做

什么，以及从过去的风险收益评估中吸取的经验教训。他推荐一本书——《风险：非常简短的介绍》（*Risk: A Very Short Introduction*）[15]。

Fischhoff 概述了与风险评估有关的关键考虑因素，包括以下几点：

(1)定义"风险"和"收益"；

(2)评估风险和预期收益；

(3)风险和预期收益综合分析；

(4)采取措施减少风险并增加预期收益。

### (三)GOF 研究的替代方法

美国威斯康星大学的 Kawaoka 讨论了大量适用于流感病毒研究的 GOF 研究替代方法，如功能缺失性研究、使用低致病性病毒及表型分析等。然而，Kawaoka 通过具体的例子来论证，替代方法并不总是能给出关键问题的全部答案。一些功能缺失性研究无法提供完整信息。除此之外，尽管与低致病性禽流感病毒有关的研究可以提供更安全的方法，但高致病性禽流感病毒在病毒复制等方面明显与低致病性病毒不同。Kawaoka 总结指出，即使这些替代方法可以为 GOF 研究提供更安全的方法，研究人员也不能完全依赖它们。

### (四)具有较少潜在风险的替代研究方法

(1)流感病毒蛋白的分子动力学模型及其与抑制剂和受体的相互作用。

(2)进行人类适应性的体外研究。

(3)使用复制缺陷型病毒进行一种或几种病毒蛋白质之间相互作用的体外研究。

(4)比较人类和禽类病毒的序列。

2016 年 3 月 10～11 日，美国国家科学院、工程院和医学科学院举行了第二次会议，大约有 125 人参加。第二次研讨会重点讨论了国家生物安全科学顾问委员会(NSABB)关于 GOF 研究的推荐意见草案。NSABB 于 2015 年 12 月发布该草案，并于 2016 年 1 月 7～8 日在 NSABB 会议上对其展开讨论，2016 年 5 月最终发布了该报告[12]。

参加会议的主要人员包括：Adam Finkel(宾夕法尼亚大学法学院)、Ethan Settembre (Seqirus 公司)、Gabriel Leung(香港大学)、高福(中国科学院，中国疾病预防控制中心)、Jonathan Moreno(宾夕法尼亚大学)、Kara Morgan(巴特尔研究所)、Keiji Fukuda(世界卫生组织)、Lawrence Kerr(美国卫生与公众服务部)、Louis(Tony)Cox (考克斯协会)、Michael Callahan(麻省总医院，哈佛医学院)、Michael Selgelid(莫纳什大学)、Monica Schoch (匹兹堡大学卫生安全中心)、Nisreen AL (约旦国家科学院皇家科学学会)、Philip Potter(圣犹达儿童研究医院)、Richard Frothingham (杜克大学)、Robert Fisher(美国食品药品监督管理局)、Rocco Casagrande(Gryphon 科技有限公司)、Ruthanne Huising(加拿大麦吉尔大学)、Ruxandra Draghia(欧盟委员会)、Silja Vöneky(弗莱堡大学,德国伦理委员会)、Volker ter Meulen(欧洲科学院科学咨询委员会)。

# 第三节 Gryphon 公司的风险评估

美国 NIH 委托 Gryphon 科技有限公司开展风险-收益评估分析,为 NSABB 提供与开展 GOF 研究有关的风险-收益分析的定性和定量信息。

Gryphon Scientific 是成立于 2005 年的一个科技咨询公司,其研究主要针对生命科学、公共卫生与经济管理方面。该研究的首席研究员为 Rocco Casagrande 博士。他在 Gryphon Scientific 公司的研究重点为分析国土防御问题。在过去的十几年,Casagrande 主持超过 50 个研究项目,对美国在化学、生物、放射性,以及核武器袭击或者新发传染病的各项准备措施进行评估并提出改善意见。从 2002 年 12 月到 2003 年 3 月,Casagrande 博士担任联合国监测、核查和视察委员会 (UNMOVIC) 驻伊拉克的生物武器检查员。Casagrande 博士在康奈尔大学获得化学和生物学学士学位,在麻省理工学院获得生物学博士学位。

Gryphon Scientific 公司于 2015 年 5 月 5 日向 NSABB 提交了一份关于 Gryphon Scientific 公司实施流感病毒功能获得性研究风险和收益评估方法的概述,其中包括:定量评估生物安全(biosafety)风险、半定量评估生物安全(biosecurity)风险及收益的定性评估。2015 年 6 月,Casagrande 提出更详细的工作计划,并与 NSABB 工作小组展开讨论。在研究期间,NSABB 工作小组会收到来自 Gryphon Scientific 公司和 NIH 工作人员的进度报告。2015 年 12 月,Gryphon Scientific 公司公开发布了其报告草案,在 NSABB 和国家科学院会议上展开讨论。2016 年 4 月,在 Gryphon Scientific 公司的网站上发布了其最终报告[6]。

风险和收益分析(RBA)按照《实施"功能获得性"研究风险和收益评估的 NSABB 框架》(*NSABB Framework for Conducting Risk and Benefits Assessments of Gain-of-Function Research*),对 GOF 研究的风险和收益展开全面分析。它充分考虑 NSABB 框架中提出的各项原则,包括 NSABB 框架中提到的病原体、可能的风险类别、可能的收益类型、可能的场景等。关于评估的详细信息见:http://www.gryphonscientific.com/gain-of-function/。

# 第四节 伦理学分析

美国 NIH 委托澳大利亚莫纳什大学(Monash University)的 Michael Selgelid 博

士对与资助和实施 GOF 研究有关的伦理学问题进行分析并提供伦理学决策框架，向 NSABB 提供指导意见。

Michael Selgelid 在位于澳大利亚墨尔本市莫纳什大学的人类生物伦理中心担任主任，其研究主要关注公共卫生伦理问题，尤其是与传染病相关的伦理问题。Selgelid 博士在杜克大学获得生物医学工程学士学位，在加州大学圣地亚哥分校获得博士学位。

该决策框架用于识别和分析那些可能不被 RBA 完全考虑的伦理学问题，如社会公正、个人尊重、科学自由等。Selegelid 博士于 2015 年 12 月向 NIH 提交了一份草案，2016 年 4 月公开发布其最终版本[7]。

伦理分析提供下列信息：

(1) 调研和总结有关 GOF 研究的伦理学文献；

(2) 确定并分析现有伦理学和决策框架，包括：评估 GOF 研究的风险和收益；开展 GOF 研究的决策；关于 GOF 研究的美国政策(特别是资助 GOF 研究方面)；

(3) 制定一个伦理学和决策框架，为 NSABB 提供参考。

1. 生物防护

虽然争论中出现的术语已经从"两用性研究"转变到"功能获得性研究"，但生物安全(biosafety)问题始终是一个重要的问题。例如，与 GOF 研究所生成的危险病原体有关的实验室事故有可能造成毁灭性的感染性疾病大流行。

无论 GOF 研究是否已经足够安全，今后类似的研究也可能在基础设施较为薄弱并且研究监督系统较为薄弱的国家和研究机构开展研究[16-20]。

2. 风险检测和风险规避

人们早已认识到与两用性生命科学研究有关的生物安全(biosecurity)风险难以评估。但广被认可的是，在其他因素都相同的情况下，应尽量降低研究风险[19,21]。建议可通过以下途径减少 GOF 研究风险。

(1) 使用更安全的病原体病毒株：
　　① 低毒性；
　　② 对其具有免疫力；
　　③ 具有疫苗；
　　④ 已被修饰以抑制其在实验室外的复制。

(2) 研制 / 使用抗实验病毒株的疫苗。

(3) 研发 / 使用广谱疫苗。

(4) 对实验室工作人员接种疫苗。

(5) 不断改进生物安全操作和基础设施。

### 3. 风险-收益评估的局限性

风险-收益评估自身不太可能为 GOF 研究的是否资助和实施提供明确的指导意见，这是由于其复杂性和不确定性。首先，GOF 研究的风险和收益评估分析的复杂性很高，需要考虑可能出现的所有情况，以及研究结果所依据的大量因素，风险-收益评估很难确切判定 GOF 研究所生成的危害，以及收益的可能性和程度。风险-收益评估取决于输入数据和风险-收益评估所用模型。GOF 研究所含数据和模型都不可能绝对完美，这是因为其复杂性、不确定性、未知的未知(unknown unknowns)因素都与 GOF 研究结果有关。例如，GOF 研究的危害可能性和危害程度，部分取决于恶意行为者的行为。但是，恶意行为者会有无数可能的行为，因此，任何给定行为的可能性及造成的后果都具有不确定性。

虽然风险-收益评估可以为与实施GOF研究有关的潜在风险和收益提供信息，但是，以风险和收益分析为基础，关于此类研究是否应该进行还与伦理价值判断有关。伦理价值分析可参考一些相关文献[22~27]：Belmont 报告、公共卫生伦理学文献、监督新兴技术的文献，以及针对 GOF 研究监管的相关文献。

## 参 考 文 献

[1] Imai M, Watanabe T, Hatta M, et al. Experimental adaptation of an influenza H5 HA confers respiratory droplet transmission to a reassortant H5 HA/H1N1 virus in ferrets. Nature, 2012, 486(7403): 420-428.

[2] Herfst S, Schrauwen EJ, Linster M,et al. Airborne transmission of influenza A/H5N1 virus between ferrets. Science, 2012, 336(6088): 1534-1541.

[3] HHS. Framework for Guiding Funding Decisions about Research Proposals with the Potential for Generating Highly Pathogenic Avian Influenza H5N1 Viruses that are Transmissible among Mammals by Respiratory Droplets. February 21, 2013. http://www.phe.gov/s3/dualuse/Documents/funding-hpai-h5n1.pdf.

[4] Kaiser J. The catalyst. Science, 2014, 345(6201): 112-115.

[5] White House. U.S. Government Gain-of-Function Deliberative Process and Research Funding Pause on Selected Gain-of-Function Research Involving Influenza, MERS，and SARS Viruses. 2014. http://www.phe.gov/s3/dualuse/ Documents/gain-of-function.pdf.

[6] Gryphon Scientific .Risk and Benefit Analysis of Gain-of-Function Research, Final Report. April 2016. http://www. gryphonscientific.com/wp-content/uploads/2016/04/Risk-and-Benefit-Analysis-of-Gain-of-Function-Research-Final-Report.pdf.

[7] Selgelid M. Gain-of-Function Research: Ethical Analysis. April 2016. http://osp.od.nih.gov/sites/default/files/Gain_ of_Function_Research_Ethical_Analysis.pdf.

[8] National Research Council and the Institute of Medicine of the National Academies. Potential Risks and Benefits of Gain-of-Function Research: Summary of a Workshop，December 15 & 16, 2014. Washington DC: The National Academies Press, 2015.

[9] National Academies of Sciences, Engineering, and Medicine. 2016. Gain of Function Research: Summary of the Second Symposium, March 10-11. Washington DC: The National Academies Press, 2016.

[10] http://osp.od.nih.gov/office-biotechnology-activities/biosecurity/nsabb/nsabb-meetings-and-conferences/past-meetings.

[11] NSABB. Framework for Conducting Risk and Benefit Assessments of Gain-of-Function Research. National Science Advisory Board for Biosecurity, May 5, 2015. http://osp.od.nih.gov/sites/default/files/resources/NSABB_Framework _for_Risk_and_Benefit_Assessments_of_GOF_Research-APPROVED.pdf.

[12] NSABB. Recommendations for the Evaluation and Oversight of Proposed Gain-of-Function Research. https://osp.od. nih.gov/sites/default/files/resources/NSABB_Final_Report_Recommendations_Evaluation_Oversight_Proposed_Ga in_of_Function_Research.pdf.

[13] National Research Council (NRC). Risk Assessment in the Federal Government: Managing the Process. Washington DC: National Academy Press, 1983.

[14] NRC. Science and Decisions: Advancing Risk Assessment. Washington DC: National Academies Press, 2009.

[15] Fischhoff B, Kadvany J. Risk: A Very Short Introduction. Oxford U K: Oxford University Press, 2011.

[16] Evans NG, Lipsitch M, Levinson M. The ethics of biosafety considerations in gain-offunction research resulting in the creation of potential pandemic pathogens. J Med Ethics, 2015, 41(11): 901-908.

[17] Fauci AS. Research on highly pathogenic H5N1 influenza virus: The way forward. MBio, 2012, 3(5): pii: e00359-12.

[18] Gronvall GK. National-level biosafety norms needed for dual-use research. Front Public Health, 2014, 2: 84.

[19] Lipsitch M, Galvani AP. Ethical alternatives to experiments with novel potential pandemic pathogens. PLoS Med, 2014, 11(5): e1001646.

[20] Wain-Hobson S. The irrationality of GOF avian influenza virus research. Front Public Health, 2014 Jul 16, 2: 77.

[21] Lipsitch M, Inglesby TV. Moratorium on research intended to create novel potential pandemic pathogens. MBio, 2014, 5(6), pii: e02366-14.

[22] The Belmont Report. Office of the Secretary, U. S. Department of Health and Human Services. Ethical Principles and Guidelines for the Protection of Human Subjects Research. The National Commission for the Protection of Human Subjects of Biomedical and Behavioral Research, April 18, 1979. http://www.hhs.gov/ohrp/humansubjects/ guidance/ belmont.html.

[23] Kass NE.An Ethics Framework for Public Health. Am J Public Health, 2001 ,91(11):1776-1782.

[24] New Directions. The Ethics of Synthetic Biology and Emerging Technologies. Presidential Commission for the Study of Bioethical Issues, December 2010. http://bioethics.gov/sites/default/files/PCSBI-Synthetic-Biology-Report- 12.16.10_0.pdf.

[25] Resnik DB.H5N1 Avian flu research and the ethics of knowledge. Hastings Cent Rep,2013 ,43(2) :22-33.

[26] Kelle A.Beyond patchwork precaution in the dual-use governance of synthetic biology. Sci Eng Ethics, 2013, 19(3): 1121-1139.

[27] Kuhlau F, Höglund AT, Evers K, et al. A precautionary principle for dual use research in the life sciences. Bioethics, 2011, 25(1): 1-8.

# 第六章 实验室事故和自然灾难的生物安全风险评估

根据美国生物安全科学顾问委员会(NSABB)2015 年 5 月通过的《对"功能获得性"研究进行风险-收益评估的框架》[1],生物安全(biosafety)风险主要是与实验室事故有关的风险。本章生物安全风险评估参考 2016 年 4 月 Gryphon Scientific 公司发布的《功能获得性研究风险和收益评估报告》[2]。

## 第一节 Biosafety 风险评估概述

生物安全(biosafety)风险评估对功能获得性流感病毒株是否增加引起大流行性疫情的风险进行评估,确定是否 GOF 实验所生成的病毒株比野生病毒株更容易引起实验室获得性感染、更可能造成地区性疫情,或者更可能导致全球性疫情暴发(表 6-1)。

表 6-1 对野生型病原体进行修饰后的流感病毒株的研究风险增加

| GOF 表型 | 季节性流感病毒 | 1918 年的 H1N1 大流行性流感病毒 | 1957 年的 H2N2 大流行性流感病毒 | 禽流感病毒 |
|---|---|---|---|---|
| 传播性能增强 | 增加疫情暴发可能性和所造成的后果 | 增加疫情暴发可能性和所造成的后果 | | 增加疫情暴发可能性和所造成的后果 |
| 致病性能增强 | 增加疫情所造成的后果 | | 增加疫情所造成的后果 | |
| 对哺乳动物的适应性 | N/A | N/A | N/A | 降低疫情暴发可能性 |
| 逃避诱导免疫 | 仅在高收入国家出现疫情所致后果增加 | 仅在高收入国家出现疫情所致后果增加 | 仅在高收入国家出现疫情所致后果增加 | |
| 逃避天然免疫/残余免疫 | 增加疫情暴发可能性和所造成的后果 | 增加疫情暴发可能性和所造成的后果 | | N/A |
| 抗病毒药物耐受性 | 仅在高收入国家出现疫情所致后果增加 | 仅在高收入国家出现疫情所致后果增加 | 仅在高收入国家出现疫情所致后果增加 | |
| 在培养基/鸡蛋中的产量增加 | | 增加 LAI 的机会 | 增加 LAI 的机会 | |

注:灰色阴影颜色越深,表明 GOF 表型造成人类疾病和死亡风险增加的程度越高。白色标记指的是 GOF 表型与风险不相关(N/A)或风险降低。

## 一、季节性流感病毒

风险评估应考虑到并不是所有的防护失效均会导致实验室获得性感染，也不是所有的实验室获得性感染均会引发地区性疫情；同样，也不是所有的地区性疫情均会引发全球大流行性疫情。事实上，在每一步中都只有少数情况会发展到下一步。对于季节性流感，在 BSL-2 条件下，50%的高危险实验室事故会导致实验室获得性感染；其中只有 2%的实验室获得性感染可以造成地区性疫情；仅有 20%的地区性疫情会造成全球大流行性疫情。除此之外，对于季节性流感而言，只有当实验室正在研制一种最近没有在人群中传播的病毒株时，实验室研究才会加剧全球大流行性疫情的风险。这是因为人体内残留的免疫力会限制病毒株在人群中的传播（图 6-1）。

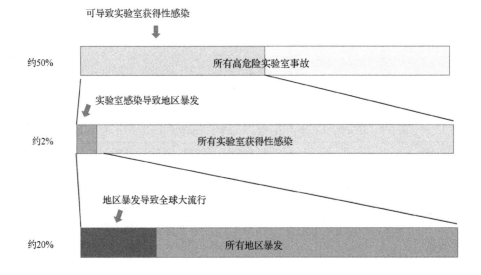

图 6-1　季节性流感从防护缺失到全球大流行性疫情中每个步骤发生的相对可能性

了解 GOF 研究如何影响季节性流感研究所致风险，有助于分析从防护缺失到全球性疫情的每个步骤，以及理解 GOF 特性如何影响每个步骤发生的可能性或者每个步骤可能出现的后果。表 6-2 根据生物安全（biosafety）风险评估中每个步骤对风险进行划分，并显示 GOF 研究如何影响季节性流感的风险。

由于季节性流感病毒具有较低的致死率，因此，增加其致病性会显著增加全球性疫情造成的死亡人数，从而增加其风险。发展传播性能显著高于野生型病毒株的季节性流感病毒株，或者能够克服残余免疫力的季节性流感病毒株可以提高病毒株逃避地区性控制措施的可能性并增加引起全球性疫情后果的可能性。抗病毒药物耐受性病毒株的产生会增加全球性疫情的后果，但仅限于高收入国家。这是由于这些国家所储备的抗病毒药物会被分发给相当数量的受感染人群。

表 6-2　季节性流感病毒 GOF 研究的风险与野生型季节性流感病毒比较

| GOF 表型 | 增加实验室获得性感染的可能性 | 增加地区性疫情暴发的可能性 | 增加逃脱地区性控制措施疫情暴发的可能性 | 加剧全球性疫情暴发后果 |
|---|---|---|---|---|
| 传播性能增强 | N/A | 不到 2 倍 | 2~3 倍 | 2 倍 |
| 致病性能增强 | N/A | N/A | 不清楚——可能会降低风险 | 10 倍或者更多 |
| 对哺乳动物的适应性 | N/A | N/A | N/A | N/A |
| 逃避诱导免疫 | 不到 2 倍 | 不到 2 倍 | N/A | 仅在高收入国家为 4 倍 |
| 逃避天然免疫/残余免疫 | 不到 2 倍 | 不到 2 倍 | 2~3 倍 | 3~4 倍 |
| 抗病毒药物耐受性 | 不到 2 倍 | 不到 2 倍 | 不清楚 | 仅在高收入国家为 5 倍 |
| 在培养基/鸡蛋中的产量增加 | 2 倍* | N/A | N/A | N/A |

* 统计无显著性。

注：灰色阴影越深，表示 GOF 表型对人类疾病和死亡的风险越高。白色标记指的是与风险无关(N/A)、可以降低风险或者无法量化风险的 GOF 表型。

　　一种可以抵抗疫苗诱导免疫的季节性流感病毒株也可以增加高收入国家疫情暴发的后果，因为这些国家有足够资源来迅速为其民众接种疫苗。

## 二、大流行性流感病毒

　　图 6-2 显示了大流行性流感病毒在 BSL-3 条件下的防护失效一直到最终造成

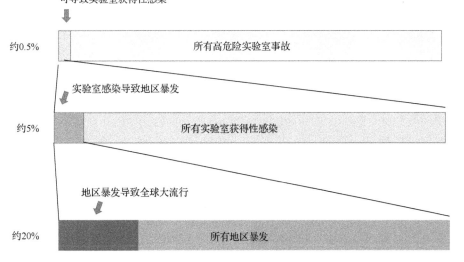

图 6-2　大流行性流感实验室获得性感染到全球大流行性疫情每个步骤能够发生的相对可能性

全球大流行性疫情的过程中每个步骤能够发生的可能性。如图所示，高风险实验室事故导致实验室感染的可能性只有不到 1%，其中只有 5% 的实验室获得性感染会造成地区性疫情，只有 20% 的地区性疫情会造成全球大流行性疫情。

　　假定所使用病毒株是 1918 H1N1 型流感病毒或 1957 H2N2 型流感病毒，根据生物安全(biosafety)风险评估中的每个步骤对风险进行划分，并显示 GOF 研究如何影响大流行性流感的风险。风险分析结果表明，两种 GOF 研究引发全球性疫情的风险明显增高。第一种 GOF 研究是对 1918 年的 H1N1 型大流行性流感病毒进行修饰，使其逃避残余免疫力。第二种 GOF 研究是增加高度传染性大流行性病毒株（如 1957 H2N2 流感病毒株）的致病性（即达到 1918 年的 H1N1 型流感病毒的致病性）。形成抗病毒药物耐受性的 1957 年 H1N1 型流感病毒可能会轻微增加疫情暴发的后果，但仅限于储备有大量抗病毒药物的国家（表 6-3，表 6-4）。

表 6-3　1918 年 H1N1 型大流行性流感病毒的 GOF 研究的风险与野生型 1918 年
H1N1 型大流行性流感病毒比较

| GOF 表型 | 增加实验室获得性感染的可能性 | 增加地区性疫情暴发的可能性 | 增加逃避地区性控制措施的疫情暴发可能性 | 增加全球性疫情暴发后果 |
|---|---|---|---|---|
| 传播性能增强 | N/A | 不到 2 倍 | 高达 3 倍增长 | 增加 100 倍或者更多 |
| 致病性能增强 | N/A | N/A | 不清楚——可能会降低风险 | 不到 2 倍 |
| 对哺乳动物的适应性 | N/A | N/A | N/A | N/A |
| 逃避诱导免疫 | 不到 2 倍 | 不到 2 倍 | N/A | 仅在高收入国家出现高达 4 倍增长 |
| 逃避天然免疫/残余免疫 | 不到 2 倍 | 不到 2 倍 | 高达 3 倍增长 | 增加 100 倍或者更多 |
| 抗病毒药物耐受性 | 不到 2 倍 | 不到 2 倍 | 不清楚 | 仅在高收入国家出现高达 8 倍增长 |
| 在培养基/鸡蛋中的产量增加 | 增加高达 6 倍 | N/A | N/A | N/A |

　　注：灰色阴影越深，表示 GOF 表型对人类疾病和死亡的风险越高。白色标记指的是与风险无关(N/A)、可以降低风险或者无法量化风险的 GOF 表型。

**表 6-4　1957 年 H2N2 型大流行性流感病毒的 GOF 研究的风险与野生型 1957 年 H2N2 型大流行性流感病毒比较**

| GOF 表型 | 增加实验室获得性感染的可能性 | 增加地区性疫情暴发的可能性 | 增加逃避地区性控制措施的疫情暴发可能性 | 增加全球性疫情暴发后果 |
|---|---|---|---|---|
| 传播性能增强 | N/A | 不到 2 倍 | 不到 2 倍 | 不到 2 倍 |
| 致病性能增强 | N/A | N/A | 不清楚——可能会降低风险 | 高达 10 倍增长 |
| 对哺乳动物的适应性 | N/A | N/A | N/A | N/A |
| 逃避诱导免疫 | 不到 2 倍 | 不到 2 倍 | N/A | 不到 2 倍 |
| 逃避天然免疫/残余免疫 | 不到 2 倍 | 不到 2 倍 | 不到 2 倍 | 不到 2 倍 |
| 抗病毒药物耐受性 | 不到 2 倍 | 不到 2 倍 | 不清楚 | 仅在高收入国家出现 2～3 倍增长 |
| 在培养基/鸡蛋中的产量增加 | 增加高达 6 倍 | N/A | N/A | N/A |

注：灰色阴影越深，表示 GOF 表型对人类疾病和死亡的风险越高。白色标记指的是 GOF 表型与风险无关（N/A）、可以降低风险或者无法量化风险。

## 三、禽流感病毒

野生型禽流感病毒无法在人群中传播且不会因造成人类疾病的扩散而引发全球性疫情。表 6-5 根据生物安全（biosafety）风险评估的每个步骤对风险进行划分，并显示 GOF 研究如何影响禽流感的风险。由于野生型禽流感病毒株无法在人-人之间引发全球性传播，因此，如果所生成病毒株可在人群中传播，将极大地增加全球性疫情暴发的风险。如果所生成病毒株的传播性能与季节性流感病毒相似，一旦出现地区性疫情，将会快速蔓延成全球性疫情。禽流感病毒株对人类的适应性反而会减少其风险。这是由于，虽然该特性会增加单个实验室工作人员被感染的可能性（降低感染剂量），但它降低了禽类因固体废弃物意外泄露而造成更多人员感染的风险。

**表 6-5　禽流感病毒的 GOF 研究的风险与野生型禽流感病毒比较**

| GOF 表型 | 增加实验室获得性感染的可能性 | 增加地区性疫情暴发的可能性 | 增加逃避地区性控制措施的疫情暴发可能性 | 增加全球性疫情暴发后果 |
|---|---|---|---|---|
| 传播性能增强 | 不到 2 倍 | 野生型病毒株不会造成地区性疫情 | 野生型病毒株不会逃避地区性控制措施 | 野生型病毒株不会造成全球性疫情 |
| 致病性能增强 | N/A | N/A | N/A | 不到 2 倍 |
| 对哺乳动物的适应性 | 降低风险 | N/A | N/A | N/A |

| GOF 表型 | 增加实验室获得性<br>感染的可能性 | 增加地区性疫情<br>暴发的可能性 | 增加逃避地区性控制措施<br>的疫情暴发可能性 | 增加全球性疫情<br>暴发后果 |
|---|---|---|---|---|
| 逃避诱导免疫 | 不到 2 倍 | 不到 2 倍 | N/A | 不到 2 倍 |
| 逃避天然免疫/<br>残余免疫 | N/A | N/A | N/A | N/A |
| 抗病毒药物耐<br>受性 | 不到 2 倍 | 不到 2 倍 | N/A | 不到 2 倍 |
| 在培养基/鸡蛋<br>中的产量增加 | 不到 2 倍 | N/A | N/A | N/A |

注：灰色阴影越深，表示 GOF 表型对人类疾病和死亡的风险越高。由于野生型病原体的风险造成这些后果的可能性几乎是零，所以一些地方无法得到具体增加倍数值。白色标记指的是 GOF 表型与风险无关(N/A)或者可以降低风险。

# 第二节　研　究　方　法

## 一、任务目的

对生物安全(biosafety)风险评估进行定量分析旨在提供与一个新表型病毒株的传播风险(亦即发生疫情的后果及其可能性)有关的信息。新表型病毒株可以提高因意外或自然灾害所造成的大流行性潜力。该定量评估包括以下三个主要组成部分：

(1)实验室意外，或者自然灾害造成实验室以外的人员或其他动物被感染的可能性；

(2)地区性疫情发生扩散并造成全球性疫情的可能性；

(3)当感染引发疫情时，预测疫情暴发最终的程度。

## 二、生物安全风险评估分析各组成部分之间相互关系

生物安全(biosafety)风险评估将几个部分组合在一起，用以了解 GOF 研究实施中，其实验室事故风险会如何变化(图 6-3)。

在风险评估中，Gryphon 对 77 位相关领域专家进行了采访，包括临床医生 9 人、流行病学建模专家 4 人、实验室生物防护专家 25 人、地区性与州公共卫生部门人员 7 人、具有大流行性潜力病原体(pathogens with pandemic potential，PPP)研究人员 32 人。获得了下列相关数据：GOF 实验频率和实验条件、控制措施、健康监测流程、隔离被感染者流程，以及在实验室公共卫生应对措施等。

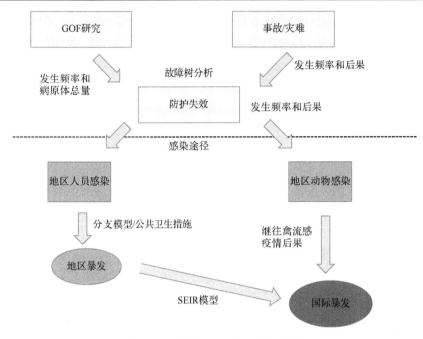

图 6-3　生物安全风险评估流程图

浅灰色部分指的是导致实验室外感染的可能性；中灰色部分表示疫情逃脱当地控制措施并导致全球大流行性疫情的可能性；深灰色部分表示全球大流行性疫情暴发的后果

## 三、控制失效导致疫情的可能性

### (一)选择可以详细建模的事故

为了评估实验室事故或者自然灾害造成实验室以外出现感染的可能性，对这两种事故分别进行处理。有几种事故类型会导致防护缺失并随后造成疫情暴发。为了确定可以建模的事故，Gryphon Scientific 公司充分利用以往实验室风险研究和有关以往发生事故报告的分析结果，以了解哪些事故最容易导致疫情暴发。事故类型包括：①发生很频繁但后果较低的事故；②很罕见但后果严重的事故；③并不少见且产生中度后果的事故。在对是否会造成风险的事故进行识别后，生物安全风险评估分析将集中在这些事故的建模上。

### (二)预测事故传播病原体的总量和传播途径

为了评估造成控制措施缺失的事故发生可能性，Gryphon Scientific 公司使用了故障树分析法(fault tree analysis，FTA)。该方法是一种事故建模法，对可能在发生事故的复杂路径中失效的每个系统组分的失效可能性和失效后果都进行明确参数化。Gryphon Scientific 公司使用蒙特卡罗模拟(Monte Carlo simulations)进行该故障树分析。蒙特卡罗模拟法从所有可能参数值中随机抽样取值，用以分析不确定性对分析结果的影响。

（三）预测逃避地区控制措施的疫情暴发可能性

一旦人类传染性疾病离开实验室并至少造成实验室外一人感染，就意味着暴发的开始。根据病原体播散方式的不同，疫情开始可以仅一个人或多个初始病例。例如，灾难性事故（如地震）释放出的大量悬浮颗粒可能会感染数十人。Gryphon Scientific 公司发现，一名实验室工作人员感染所造成的疫情与一位市民感染所造成的疫情不同。这是因为，与普通市民相比较，如果实验室工作人员（及其家庭人员）出现传染病的异常症状，他们更有可能向公共卫生部门报告，并更有可能采取自我隔离措施。

为了模拟地区性疫情，采用分支处理模型（branching process model）。该模型由加州大学洛杉矶分校的 Lloyd-Smith 博士研发[3]。分支处理模型是随机模型，其中每个病例都会根据其可能性分布产生若干新病例。在 Gryphon Scientific 公司报告所使用的模型中，可能性分布是一个负二项式分布，其分布参数为 $R_0$（每个病例平均产生的新病例数）和 $k$（反映人-人之间传染性的变异程度，其中，低值意味着高变异而高值意味着低变异）。流感病毒 $k$ 值较高，因为许多流感患者仅会感染一个或两个人，一些流感患者不会感染他人而另一些流感患者却会导致多人感染。

分支处理模型考虑了各种因素，如人群免疫、人群接触程度、检疫措施等。在分析结果中，如果满足下列任一条件，即认为疫情失控：

（1）鉴于当前所能产生的感染病例数，分支处理模型可以计算出，疫情在未来的任何时候被扑灭的可能性小于 5%；

（2）任何一次感染代次超过 1000 多名感染患者（可能超过当地控制措施的能力）；

（3）没有达到疫情终止迹象的 200 代次的感染者。

（四）模拟全球性疫情暴发后果

一旦使用分支处理模型后发现该疫情的暴发超过了地区性控制措施的控制范围，其使用卫生与公众服务部、生物医学高级研发管理局（HHS-BARDA）互动式流感模型（interactive influenza model，IIM）——SEIR（易感、暴露、感染、恢复；susceptible, exposed, infectious, recovered）对大流行性流感的全球性疫情暴发后果进行模拟。SEIR 被美国疾病预防控制中心及 HHS-BARDA 用于对控制流感疫情暴发的各项医疗对策和策略的有效性进行评估分析[4]。SEIR 作为一种区域性流行病学模型，它通过一次疫情中感染患者疾病发生的各个阶段来追踪疫情的整个过程。SEIR 对下列差异进行分析，包括不同年龄组（儿童、成人和老年人）的疫苗接种和临床就诊率、接触率，以及控制措施(如大规模疫苗接种、"社会距离"和抗病毒药物治疗等)。

SEIR 根据美国的人群接触率和人口统计数据研发。为了让该模型更加全球化，其收集了来自全世界 12 个地区的人口统计数据，并根据其地理位置和收入情况进行划分。对每个地区按照下列特征进行界定，包括：人数、班级大小(用于衡量基于学校的人群接触率)、家庭规模(用于衡量家庭的人群接触率)，以及年龄分层(用于衡量儿童和老年人的相对数量)。

尽管这种方法能够获得世界各地的人口统计学差异，但它并没有获得可能会影响流感疫情的文化习惯和社会经济因素(如潜在的不良健康状况)。

## 四、实验室获得性感染发生的可能性

### (一)主要事故类型

Gryphon Scientific 公司的研究中，对以往 10 个实验室事故风险评估报告和 3 个事故报告汇编进行了分析(表 6-6)。

表 6-6　风险-收益评估分析中事故类别

| 示例 | 根据 |
| --- | --- |
| 溅出事故 | 在 NBAF 中被作为高风险事故 |
| 溢漏事故 | 在 NBAF 中被作为高风险事故 |
| 无法保持恰当控制措施 | 在 NEIDL 中被作为高后果事故，作为导致其他事故的缘由之一 |
| 固体废弃物事故 | 在 NBAF 中被作为高风险事故 |
| 通风与空调(HVAC)故障 | 具有潜在高后果，作为导致其他事故的缘由之一 |
| 设备控制故障 | 在事故报告中很常见，作为导致其他事故的缘由之一 |
| 设备断电 | NEIDL 在事故报告中预测为高风险示例 |
| 不恰当的病原体灭活 | 在事故报告中有诸多示例(如美国国防部的炭疽事故) |
| 因错误操作导致病原体从手套污染皮肤 | 被 NBAF 作为高风险事故，作为导致其他事故的缘由之一 |
| 运输事故 | 在 NBAF 中被作为特别高风险事故 |
| 动物从控制措施中逃脱 | NEIDL 认为其是高风险事故 |
| 液体废弃物的错误失活 | 在 NEIDL 中被作为高风险事故 |
| 离心散发 | 几乎在每个风险评估中被认为是典型高风险示例 |
| 自然灾害(地震) | 对于 NBAF 和 NEIDL 而言是最灾难性示例 |
| 个人防护失效 | 造成实验室获得性感染的文献所述示例 |
| 使用错误的防护措施 | 造成实际实验室获得性感染的文献所述几个示例，作为导致其他事故的缘由之一 |

| 示例 | 根据 |
| --- | --- |
| 刺伤 / 锐器伤 | 刺伤是可报道实验室事故中最常见缘由。由于 GOF 病原体不太可经注射导致感染，因此，该事故被认为会造成手套被戳破从而造成手被污染(随后可能会造成工作人员被感染) |
| 液体废弃物泄漏 | 在 NEIDL 中被作为高风险事故 |
| 动物-咬伤 / 抓伤 | 虽然在 NEIDL 中被认为是低风险事故，但在雪貂中发生频率较高 |
| 动物呼出的病原体扩散出实验室 | 由于一些 GOF 病原体具有此典型特性，该示例需进行定量评估 |
| 自然灾害(洪水) | 低风险事故 |

注：NBAF，National Bio- and Agro-Defense Facility，国家生物和农业防御设施；

　　NEIDL，National Emerging Infectious Diseases Laboratory，国家新发感染性疾病实验室。

### (二)识别存在地震和洪水风险的实验室位置

为了对 GOF 实验室的地震和洪水风险进行定量评估，Gryphon Scientific 公司找到 36 个高防护等级实验室的全球定位系统(GPS)坐标，包括以前进行 GOF 研究的实验室，以及目前正在进行研究或正在建设之中的一些 BSL-4 和 BSL-3 设施。使用来自联邦紧急事务管理署的信息对每个实验室的洪水风险进行评估。使用来自美国地质调查局的信息对每个实验室的地震风险进行评估。从 36 个实验室中确定了洪水和地震风险最大的实验室，并对由于自然灾害导致该实验室控制措施缺失的风险进行评估。

### (三)实验室获得性感染的相对可能性

对于季节性流感而言，大多数实验室获得性感染是由于洒落或离心机意外产生的病原体悬浮颗粒所致，而少数实验室获得性感染则是由于解剖、细胞培养或被动物咬伤造成工作人员手部被污染。对于大流行性流感而言，在 BSL-3 条件下手部污染事件造成的实验室获得性感染将近 50%，其余实验室获得性感染则由于病原体悬浮颗粒所致。在禽流感研究实验室，绝大多数的感染事件是由于野生鸟类固体废弃物的不当消毒造成的。在禽流感研究实验室里造成的意外感染中，只有不到 10% 是工作人员感染事件。

对这些释放途径进行分析可以预测与 GOF 病原体研究有关的相对风险，以及这些表型变化是如何改变这种风险的。分析发现，对实验室工作人员进行疫苗接种可以减少实验室感染的机会；如果发生高风险接触事件，则可以预防性地给予抗病毒药物。此外，卫生监测和隔离将减少继发性感染的可能性(表 6-7)。

表 6-7　不同病原体所致实验室获得性感染与季节性流感病毒研究相比较的相对可能性

| 病原体 | 生物防护水平 | 实验室获得性感染 (LAI) 的相对可能性 |
| --- | --- | --- |
| 季节性流感病毒 | BSL-2 | 1（被界定为） |
| 大流行性流感病毒 | BSL-3 | 0.10（0.07~0.15） |
| 禽流感病毒 | BSL-3 | 0.43（0.21~0.90）（绝大多数为鸟类） |
| SARS - CoV | BSL-3 | 0.03（0.02~0.04） |
| MERS - CoV | BSL-3 | 0.01（0.006~0.02） |

注：通过比较由于每个病原体的控制措施缺失造成的感染发生率的总和来获得这些数据。括号内数字为蒙特卡罗模拟的 5%~95%区间。

季节性流感病毒、大流行性流感病毒、禽流感病毒的 GOF 研究表型与实验室获得性感染可能性增加有关（表 6-8、表 6-9、表 6-10）。

表 6-8　发生与季节性流感病毒 GOF 表型有关的实验室获得性感染可能性增加

| 表型 | LAI 可能性增加 |
| --- | --- |
| 逃避疫苗 | + 50% |
| 抗病毒药物耐受性 | + 40% |
| 产量达到 $1\times10^9$/ml | + 100% |
| 产量达到 $1\times10^{10}$/ml | + 140% |
| 对人类的适应性 | N/A |

注：N/A 表示不适用，因季节性流感本身对人类适应。

表 6-9　发生与大流行性流感病毒 GOF 表型有关的实验室获得性感染可能性增加

| 表型 | LAI 可能性增加 |
| --- | --- |
| 逃避疫苗 | + 50% |
| 抗病毒药物耐受性 | + 40% |
| 产量达到 $1\times10^9$/ml | + 90% |
| 产量达到 $1\times10^{10}$/ml | + 520% |
| 对人类的适应性 | N/A |

注：N/A 表示不适用，因大流行性流感病毒本身对人适应。

表 6-10　发生与禽流感病毒 GOF 表型有关的实验室获得性感染可能性增加

| 表型 | LAI 增加可能性 |
| --- | --- |
| 逃避疫苗 | +11% |
| 抗病毒药物耐受性 | +8% |
| 产量达到 $1\times10^9$/ml | +20% |
| 产量达到 $1\times10^{10}$/ml | +120% |
| 对人类的适应性 | −30% |

#### (四)防护措施水平变化对实验室获得性感染的影响

除了季节性流感病毒以外，都必须在 BSL-3 条件或者更高条件下开展所有 GOF 病原体研究。增加季节性流感病毒实验室的防护措施水平可以让发生实验室获得性感染的可能性降低为原来的 1/3。对于除禽流感病毒以外的其他所有病原体而言，增加或去掉个人呼吸保护措施均会减少或增加其风险。对于禽流感病毒而言，在 BSL-2 条件下感染性固体废弃物导致野生鸟类感染的可能性比 BSL-3 条件下要高(表 6-11)。

**表 6-11　因处理 GOF 病原体所需防护措施水平出现改变而造成实验室获得性感染 (LAI)可能性改变**

| 表型 | BSL 改变 | 改变 LAI 可能性 |
| --- | --- | --- |
| 季节性流感 | 从 BSL-2 增加到 BSL-3 | 降低为原来的 1/3 |
| 大流行性流感 | 从 BSL-3 降低到 BSL-2 | 增加 3.5 倍 |
| 禽流感 | 从 BSL-3 降低到 BSL-2 | 增加 110 倍 |

如果在 BSL-2 而不是在 BSL-3 条件下开展任何其他 GOF 病原体研究，发生实验室获得性感染的可能性将会增加。这一分析结果表明，如果在世界其他地区开展流感病毒研究，其生物安全标准没有美国严格，感染事故的可能性将更高。

#### (五)风险评估示例

本部分提供一个示例用以说明对特定操作所造成的风险进行评估。本示例对某个野生型流感病毒株(称为 1 号病毒株)的两种修饰病毒株的研究风险进行比较。假设这种病毒株近期没有在人群中传播，因此其本身有生物安全风险。本示例将使用野生型季节性流感病毒株的典型参数数值作为其基线水平，并使用下列参数进行描述：

(1)传播性能：$R_0 = 1.3$；

(2)致病性：感染患者致死率为 0.001；

(3)抗病毒药物敏感性：预防病原体传播的有效性=0.25，预防患者死亡的有效性=0.4；

(4)疫苗保护作用：50%的有效性；

(5)感染性：被设定为季节性流感病毒。

本示例使用两个修饰型病毒株，2 号病毒株是季节性流感病毒的一种 GOF 病毒株，除了其传播性能与大流行性流感病毒株一样($R_0 = 1.7$)以外，其他性能与野生型病毒株完全一样。3 号病毒株是季节性流感病毒的减毒型病毒株，除了其感染患者致死率为 0.0001 以外，其他性能与野生型病毒株完全一样。

1. 第 1 步：确定病原体逃脱实验室的可能性是否出现改变

本示例所考虑的所有特征都不会影响实验室事故导致病原体从实验室逃逸的可能性。

2. 第 2 步：确定造成疫情逃脱地区性控制措施的可能性改变程度

确定实验室事故引发的疫情，逃避地区性控制措施并引发全球大流行性疫情的可能性。当某事故引发疫情时，这种野生型病毒株($R_0 = 1.3$)会逃脱地区性控制措施的基线水平为 21%；如果具有高传播性能的 2 号病毒株($R_0 = 1.7$)会引发地区性疫情，并逃脱地区性控制措施，具有引发全球大流行性疫情的可能性增加到 44%。所以，对野生型病毒株进行这种特定修饰，可以将该疫情逃脱地区性控制措施的可能性增加 2.1 倍(表 6-12)。

**表 6-12　基因修饰季节性流感病毒对疫情发生可能性的影响**

| 病毒株 | 1 = 野生型 | 2 = 高传播性 | 3 = 减毒型 |
|---|---|---|---|
| 增加了疫情逃脱地区性控制措施的可能性 | 被界定为 1 | 2.1 倍(1.6~2.3 倍) | 1，因修饰没有出现任何改变 |

注：该疫情由实验室事故引发，可逃脱地区性控制措施并引发大流行性全球疫情。

3. 第 3 步：确定所造成的大流行性疫情后果是否出现变化

为了确定全球大流行性疫情后果如何变化，对本示例所述两个 GOF 病毒株对全球大流行性疫情后果的影响程度进行分析。

如果全球大流行性疫情发生，这种野生型病毒株($R_0 = 1.3$)将在全球导致大约 50 万人死亡。如果具有高传播性能的 2 号病毒株($R_0 = 1.8$)引发全球大流行性疫情，死亡人数将增加到 90 万。对野生型病毒株进行这种特定修饰，可以将引发全球大流行性死亡人数增加 1.8 倍(1.6~2.5 倍)(表 6-13)。

**表 6-13　基因修饰季节性流感病毒对大流行性全球疫情后果可能性的影响情况**

| 病毒株 | 1 = 野生型 | 2 = 高传播性 | 3 = 减毒型 |
|---|---|---|---|
| 增加全球大流行性疫情后果 | 被界定为 1 | 1.8 倍(1.6~2.5 倍) | 0.1 倍 |

4. 汇总分析

因为大流行性流感疫情的暴发风险是由于实验室事故的发生率、逃脱地区性控制措施的疫情的发生率及全球大流行性疫情后果所致，因此，风险的总体变化可以被简单地理解为任何这些指标基线水平的增加或减少。

具有高传播性能的 2 号病毒株与野生型病毒株相比较，其导致大流行性疫情的可能性会增加 2.1 倍(1.6~2.3 倍)，感染患者致死率会增加 1.8 倍(1.6~2.5 倍)。总的来说，与研究野生型季节性流感病毒株的风险相比较，对这种病毒株开展研究的风险会增加 2.1×1.8=3.8 倍(2.6~5.8 倍)。换句话说，GOF 实验研究风险是野生型病毒株研究风险的 3.8 倍。

## 参 考 文 献

[1] NSABB.Framework for Conducting Risk and Benefit Assessments of Gain-of-Function Research. National Science Advisory Board for Biosecurity, May 5, 2015. http://osp.od.nih.gov/sites/default/files/resources/NSABB_Framework_for_Risk_and_Benefit_Assessments_of_GOF_Research-APPROVED.pdf.

[2] Gryphon Scientific .Risk and Benefit Analysis of Gain-of-Function Research, Final Report. April 2016. http://www.gryphonscientific.com/wp-content/uploads/2016/04/Risk-and-Benefit-Analysis-of-Gain-of-Function-Research-Final-Report.pdf.

[3] Lloyd-Smith JO, Schreiber SJ, Kopp PE,et al. Superspreading and the effect of individual variation on disease emergence. Nature, 2005, 438(7066): 355-359.

[4] Biggerstaff M, Reed C, Swerdlow DL,et al. Estimating the potential effects of a vaccine program against an emerging influenza pandemic--United States. Clin Infect Dis, 2015 ,60 Suppl 1:S20-9.

# 第七章 实验室恶意行为的生物安全风险评估

根据美国生物安全科学顾问委员会(NSABB)2015 年 5 月通过的《对"功能获得性"研究进行风险-收益评估的框架》[1]，生物安全(biosecurity)风险主要指的是与犯罪和恐怖主义有关的风险。本章生物安全风险评估参考 2016 年 4 月 Gryphon Scientific 公司发布的《功能获得性研究风险和收益评估报告》[2]。

## 第一节 biosecurity 生物安全风险评估概述

生物安全(biosecurity)风险评估是对与 GOF 流感病毒有关的恶意行为能够造成地区性感染事件或者大流行性疫情蔓延的可能性的评估。风险评估包括以下 5 个步骤：①对威胁进行分析，其中包括对历史事件、恶意行为者的动机及实施能力进行评估（"进攻行为"）；②审查能够对流感病毒研究进行管控的当前美国安全政策和操作规范（"防御措施"）；③根据对上述"进攻行为"和"防御措施"的分析结果，对可能的威胁进行确认；④对在当地或者更广泛范围内造成感染事件威胁的可能性进行评估；⑤对与 GOF 病毒及非 GOF 病毒有关的威胁可能会造成的大流行性流感疫情后果进行比较。

1. 恶意行为者及其行为

在当前监管环境和安全环境中，具有高防护等级的存储或研究 GOF 病毒的研究实验室所面临的主要威胁包括授权进入实验室且可接近所研究病毒的恶意内部人士。内部人士既可以单独行动，也可以与外界组织合作。在没有内部人士帮助的情况下，外界人士能够进入实验室的可能性很低。因此，外界人士只会对研究中心或建筑的外围构成威胁，但对具有高防护等级实验室本身不会造成明显威胁。

2. 安全监管

由于高致病性禽流感病毒、重构的 1918 流感病毒都是选择性病原体，因此，它们都应遵守选择性病原体规则(select agent regulations)的要求。

3. 定性评估：可能的威胁

根据历史事件，最可能在研究或储存 GOF 病毒实验室内实施的恶意行为包括：将病毒从冷冻罐中移走、移走实验样品、移走设备或移走研究动物；故意污染个人防护设备或实验室设备；故意破坏个人防护设备或实验室设备；将被感染样品与未被感染的样品或者动物混合。除此之外，还包括在开展 GOF 研究的具有高防护等级实验室的入口或附近进行与炸弹或枪击有关的攻击事件，造成防护措施的缺失(表 7-1)。

**表 7-1　储存或研究 GOF 病毒的高防护等级实验室的可能威胁**

| 公开行为 | 内部人士 | 枪击或者物理攻击;<br>在具有高防护等级措施的空间内部或者附近引爆炸弹 |
| --- | --- | --- |
|  | 外界人士 | 在建筑外围引爆炸弹 |
| 隐秘行为(公众暴露) | 内部人士 | 将 GOF 病毒(冻存品或者实验样品)、被感染动物或者被污染设备移走 |
| 隐秘行为<br>(实验室工作人员暴露) | 内部人士 | 将实验样品中的 GOF 病毒移走;<br>故意污染个人防护设备或实验室设备;<br>故意破坏个人防护设备或实验室设备;<br>将实验样品或者动物混合到具有较低防护措施的区域 |

4. GOF 研究对疫情风险的影响

如果恶意事件针对实验室,只有少数 GOF 特征可以明显增加生物安全(biosecurity)风险。对于季节性流感病毒和大流行性流感病毒而言,能够克服疫苗接种的保护作用和获得抗病毒耐药性均会在高收入国家轻度增加风险。如果增加病毒的传播性能和逃避剩余免疫,会造成疫情更有可能发生、更有可能逃脱地区性控制措施且造成更严重的全球性疫情,从而明显加剧其风险。对于禽流感病毒而言,如果增加其传播性能,可能会通过人-人之间传播来引发全球性疫情,因此会极大地增加其风险。

# 第二节　对可能会对实验室造成威胁的攻击行为进行评估

在对与 GOF 流感病毒研究有关的潜在生物安全(biosecurity)威胁进行评估时,需要对各种恶意行为者、恶意行为和造成的后果进行评估。其次,对恶意行为者的动机和实施能力进行评估。

1. 恶意行为者

Gryphon Scientific 公司对以往与美国实验室有关的恶意行为者的各项行为进行分析。在所记录的以往恶意行为中,大部分为国内恐怖分子和极端组织,特别是动物权益保护极端分子。这些组织从事的恶意行为包括实验室纵火、蓄意破坏,以及释放实验室动物等各种行为。尽管这些行为可能并不想让病原体从实验室中逃逸,但可能会造成上述后果。在 1989 年的一个案例中,动物权益保护极端主义者在实验室中释放了 30 只感染隐孢子虫的小鼠,他们可能不知道这些小鼠已被感染[3, 4]。由于研究机构的安全措施增加及加强执法,近年来动物权益保护极端分子的攻击次数有所减少。

由于情绪问题、不可预测的一些问题、极端分子或恐怖分子的激进化影响等,均使得内部人士具有一定风险。

跨国恐怖组织不太可能通过武装袭击或爆炸来直接攻击实验室。然而，包括基地组织在内的外国恐怖组织已经发出呼吁，要求科学家、医生和工程师加入他们，其中包括通过专业技能造成破坏。

外国情报机构已经并将继续针对生物实验室窃取信息或实验室资料。只有外界人士参与不会对研究实验室造成明显威胁，尤其是选择性病原体和毒素实验室，因为他们无法进入研究设施。

2. 恶意行为

以前没有发生过针对实验室的武装袭击，但由于在大学校园里发生的枪击案件越来越多，因此存在武装袭击的可能性。虽然没有发生针对美国实验室的爆炸袭击，但仍然可能存在这类攻击。尽管蓄意破坏事件的相对发生率较高，但目前没有发生因破坏行为导致的暴露事件或释放事件。鲁莽行为（reckless act）会对疫情暴发提供最大机会，在过去出现过几次。通过内部人士的故意行为或鲁莽行为来蓄意感染公众人群，是造成防护措施缺失的最常见途径。故意让自己被感染也是一种需要关注的问题。

# 第三节　攻击措施和防御措施分析

## (一)恶意行为者

分析恶意行为者的动机主要包括以下两类：①意图攻击研究机构以获取 GOF 病毒用作武器；②意图伤害研究机构或实验室工作人员(图 7-1)。

| 人员类别 | 使用病原体作为武器的故意行为 | | | 造成病毒意外释放的故意行为 | | |
| --- | --- | --- | --- | --- | --- | --- |
| | 旨在获得病毒进行使用 | 获得病毒的能力 | 进入实验室的机会 | 旨在实施恶意行为 | 实施恶意行为的能力 | 进入实验室的机会 |
| 国外情报机构 | | | | | | |
| 跨国恐怖分子 | | | | | | |
| 国内恐怖分子和极端分子 | | | | | | |
| 有组织的犯罪行为 | | | | | | |
| 单纯外部人士 | | | | | | |
| 单纯内部人士 | | | | | | |

图 7-1　恶意行为者的动机、能力与机会

①黑色：表示恶意行为者的动机、实施能力，或者能够进入高防护等级实验室与已知的恶意行为者的动机、实施能力及历史事件相一致。②深灰色：表示根据已知恶意行为的动机、能力和历史事件，具有可能的恶意行为动机、实施能力，或者能够进入高防护等级实验室。③灰色：表示恶意行为者的动机、实施能力，或者能够进入高防护等级实验室与已知的恶意行为者的动机、实施能力及历史事件不一致

（二）恶意行为及 GOF 病毒逃逸可能性

成功实施恶意行为的可能性，以及由此造成的病毒逃逸事件可能性都是以进入高防护等级实验室的可能性为基础。这些实验室（即生物安全等级分别为 3 级和 4 级）均有多种安全措施。根据这些物理安全措施和人员安全措施对恶意行为进行分析，可分为以下两种情况：①内部人士实施恶意行为；②外界人士在没有得到内部人士协助的情况下实施恶意行为。图 7-2 为对外界人士或内部人士成功实施某项特定恶意行为的可能性，以及这种恶意行为导致 GOF 病毒逃逸的可能性进行总结（图 7-2）。

| 行为类别 | | 外界人士 | 内部人士 | 导致 GOF 病毒逃逸 |
|---|---|---|---|---|
| 武装袭击 | | | | |
| 炸弹 | | | | 取决于炸弹爆炸的大小、类型及位置 |
| 纵火 | | | | |
| 物理进入 | | | N/A | 自身不可能 |
| 网络安全漏洞 | | | | |
| 盗窃病毒 | 感染同事 | | | |
| | 感染普通人士 | | | |
| 盗窃动物 | | | | |
| 盗窃材料、设备或者信息 | | | | |
| 破坏活动 | | | | |
| 信息泄露 | | | N/A | |
| 颠覆实验室员工 | | | N/A | 自身不可能 |
| 鲁莽行为 | | | | 取决于行为本身 |
| 故意感染自身 | | | | |

图 7-2　恶意行为及其成功可能性

①黑色：表示恶意行为者的动机、实施能力，或者能够进入高防护等级实验室与已知的恶意行为者的动机、实施能力及历史事件相一致。②深灰色：表示根据已知恶意行为的动机、能力和历史事件，具有可能的恶意行为动机、实施能力，或者能够进入高防护等级实验室。③灰色：表示恶意行为者的动机、实施能力，或者能够进入高防护等级实验室与已知的恶意行为者的动机、实施能力及历史事件不一致

1. 武装袭击

由于美国国内枪击事件的增加，在某种程度上可能出现对高防护等级实验室进行武装袭击的可能性。外界人士可以在开展 GOF 研究的大楼外对其进行武装袭击。内部人士可能会在研究大楼内进行武装袭击。

各项物理安全措施，包括物理屏障、进入实验室控制措施和监视措施在内，

都可以防止外界武装人员进入高防护等级实验室。然而，物理安全措施不能阻止已被授权的内部人士携带枪支进入高防护等级实验室。

即使成功实施武装攻击，武装攻击也不太可能造成 GOF 病毒逃逸。然而，在实验室里的枪击可能会通过使实验样本中的病毒意外形成悬浮颗粒而造成病毒逃逸。应急人员进入实验室，如果没有穿上适当的保护装置，他们也会接触病毒悬浮颗粒或者污染物。

2. 炸弹或者纵火

在一些历史案例中，一些恶意行为者可以在公共场所、大楼外面或者诊所里引爆炸弹，或者在研究大楼纵火。尽管外界人士可以在研究大楼外面或者能够进入公共场所的区域引爆炸弹，但除非有内部人士的协助，否则他们无法进入高防护等级实验室。内部人士可能会在研究大楼内或高防护等级实验室内引爆炸弹。

尽管物理安全措施有助于防止外界人士进入高防护等级实验室，但这些措施无法阻止已被授权的内部人士在高防护等级实验室内引爆炸弹或纵火。

炸弹爆炸可能导致 GOF 病毒逃逸。如果炸弹的爆炸规模足够大并导致研究大楼的基础设施破坏，那么，泄漏的实验样本中可能会产生 GOF 病毒悬浮颗粒，从而导致防护措施缺失。类似地，在高防护等级实验室的入口处或内部发生爆炸，会导致 GOF 病毒形成悬浮颗粒并破坏实验室的负压环境。另一方面，即使能够成功实施纵火，其也不太可能导致 GOF 病毒逃逸，这是因为研究机构已经建立针对火灾的应对措施，并且病毒对高温敏感。

3. 物理进入

内部人士可授权进入高防护等级实验室，因此，这种恶意行为类型并不适用于内部人士。外部人士不太可能在没有得到内部人士协助的情况下，进入高防护等级实验室。高防护等级实验室和动物研究设施所使用的各项物理安全措施，包括物理屏障、进入实验室控制措施和监视措施在内，均有助于防止外界人士进入实验室。单是物理进入并不会导致 GOF 病毒逃逸。

4. 盗窃 GOF 病毒

盗窃 GOF 病毒可能有两种方式：①从高防护等级实验室偷窃 GOF 病毒；②在运输过程中偷窃或转移 GOF 病毒。在没有得到内部人员协助的情况下，外界人士不太可能从高防护等级实验室中窃取 GOF 病毒。因为存在多种实验室控制措施，以防止未经授权的人士进入这些实验室。外界人士在运输 GOF 病毒的过程中窃取 GOF 病毒的可能性也很低，因为在没有得到知情内部人员协助的情况下，外界人士很难清楚其运输日期、运输病毒的确切车辆及运输路线。

内部人士从实验室成功窃取 GOF 病毒的可能性很高。当前的人员安全措施需要对研究人员进行定期评估和报告,可以在恶意行动前确定内部人员的行为变化。

5. 盗窃动物

一些历史事例显示,国内动物权益保护极端分子曾经把动物从低生物防护等级实验室带走,把它们当成宠物带回家或者把它们放回野外。然而,高生物防护等级实验室或动物养殖设施都不存在类似事件。

6. 盗窃材料、设备及信息

在没有得到内部人士援助的情况下,外界人士不太可能窃取高防护等级实验室的实验室材料、设备和信息。因为内部人士已被授权进入高防护等级实验室,因此他们窃取材料、信息或设备的可能性相对较高。

7. 破坏行为

如果没有得到内部人士的协助,外界人士损害设备或破坏实验的可能性很低。除非得到内部人士的协助,否则一个外界人士损害实验室本身的可能性很低。

对设备或实验室操作系统进行破坏可能会导致 GOF 病毒逃逸。例如,从空气过滤系统中移走高效过滤器,这将导致实验室空气无法被适当过滤;或者损害离心机转子,造成在旋转过程中出现不平衡,从而导致装病原体的容器破裂并使实验室工作人员接触到被感染样本。

8. 鲁莽行为

鲁莽行为包括将被感染动物与未被感染动物混合在一起等。一些涉及动物权益保护极端分子的历史案例表明,这些鲁莽行为可以在低防护等级实验室进行。提高物理屏障和进入实验室控制措施、对动物设施实施监视均可以阻止这些组织实施鲁莽行动。鲁莽行为,如移走实验动物等,可能会通过被感染动物导致 GOF 病毒逃逸。

9. 故意感染自身

涉及故意感染自身的行为需要参与者从高防护等级实验室获得 GOF 病毒。在没有得到内部人士协助的情况下,外部人士不可能从高防护实验室获得 GOF 病毒。外界人士在病毒运输过程中获得 GOF 病毒的可能性也较低。

由于内部人士已被授权进入高防护等级实验室,因此,其从实验室获得 GOF 病原体并感染自身的可能性较高。内部人士故意感染自身可能会导致 GOF 病毒从实验室逃逸。

10. 恶意行为结论

最可能导致病毒从高防护等级实验室逃逸的恶意行为是：盗窃 GOF 病毒或被污染设备、破坏实验室或实验室操作系统、移走被感染动物，以及故意感染自身。所有这些恶意行为都涉及内部人士，他们要么单独行动，要么与一个外界组织合作，如国内恐怖分子和极端分子等。

一种不太可能导致 GOF 病毒逃逸的恶意行为是炸弹。炸弹爆炸的大小和位置决定其是否能导致实验样本中 GOF 病毒的逃逸。

**(三) 导致 GOF 病毒逃逸的类型**

图 7-3 对恶意行为造成病毒逃逸和人员感染的可能性进行了总结。

| | | 恶意行为 | GOF 病毒逃逸 | 人员感染 |
|---|---|---|---|---|
| 控制措施缺失 | 从实验室释放被感染动物或者在实验室内释放被感染动物 | 盗窃动物 | | |
| | | 破坏行为 | | |
| | | 鲁莽行为 | | |
| | 将被感染动物释放到外界环境中 | 盗窃动物 | | |
| | | 鲁莽行为 | | |
| | 实验室动物的交叉感染 | 破坏行为 | | |
| | | 鲁莽行为 | | |
| | 实验室工作人员暴露(包括进入实验室的应急人员) | 武装袭击 | | |
| | | 炸弹 | | |
| | | 破坏行为 | | |
| | | 鲁莽行为 | | |
| | | 故意感染自身 | | |
| | 将 GOF 病毒从实验室移走 | 盗窃 GOF 病毒 | | |
| 故意在实验室外释放 GOF 病毒 | 感染野生动物或者家养动物 | 盗窃 GOF 病毒 | | |
| | | 盗窃动物 | | |
| | 感染实验室工作人员 | 盗窃 GOF 病毒 | | |
| | 感染公众 | 盗窃 GOF 病毒 | | |
| | | 盗窃材料 | | |
| | | 盗窃设备 | | |

图 7-3 导致病毒逃逸的类型

①黑色：表示恶意行为者的动机、实施能力，或者能够进入高防护等级实验室与已知的恶意行为者的动机、实施能力及历史事件相一致。②深灰色：表示根据已知恶意行为的动机、能力和历史事件，具有可能的恶意行为动机、实施能力，或者能够进入高防护等级实验室。③灰色：表示恶意行为者的动机、实施能力，或者能够进入高防护等级实验室与已知的恶意行为者的动机、实施能力及历史事件不一致

1. 从实验室释放被感染动物或者在实验室内释放被感染动物

与高防护等级实验室有关的设计和安全措施都有助于防止动物从实验室中逃脱。然而，内部人士可以故意将实验动物释放到高防护等级实验室外面。除此之外，动物在研究大楼中游荡时可能遇到的研究人员数量也会影响到人员暴露范围。

2. 将被感染动物释放到外界环境中

偷窃动物会导致被感染动物被故意释放到外界环境中，无论是放归野外还是放在某人家里(被作为宠物)，都被认为是一种 GOF 病毒逃逸。

3. 实验室动物的交叉感染

对实验室的破坏行为，包括在高防护等级实验室内故意混合被感染动物和未被感染动物，都不会增加 GOF 病毒逃逸的可能性，也不会增加人类感染的可能性。然而，在较低防护等级研究环境中故意把被感染动物和未被感染动物混合在一起，则会造成 GOF 病毒逃逸。人员感染能否发生取决于在污染被探测到之前，人员与感染动物的接触程度。

4. 实验室工作人员暴露

人员感染事件可能是由实验样本中所含病毒或污染物所致。如果设备或其他材料被故意污染或破坏，那么实验室工作人员将得不到正确保护。

5. 将 GOF 病毒从实验室移走

从实验室窃取 GOF 病毒会导致病毒逃逸。然而，GOF 病毒逃逸导致人类感染的程度取决于病毒的存在形式(冻存病毒还是实验样品所含病毒)，以及恶意行为者处理病毒的能力。

6. 故意在室外释放 GOF 病毒感染野生动物或者家养动物

释放下列病毒形式均会造成病毒逃逸，包括：偷窃来自实验样品的 GOF 病毒，培养增殖所偷窃的病毒，将所偷窃的被感染动物放归野外或者放在家里。

总之，最可能导致人类感染的恶意行为类型包括：释放被感染动物、故意释放 GOF 病毒后导致实验室工作人员的感染，以及故意释放 GOF 病毒后导致公众人群感染。

(四)GOF 病毒研究实验室的可能威胁

储存或开展 GOF 病毒研究的实验室所面临的最有可能的威胁是那些由内部人士单独行动，或与国内恐怖组织或极端组织合作实施的恶意行为。

在没有得到内部人士援助的情况下，与恶意行为者有关的大多数恶意行为可能性不大。然而，对于外部人士而言，包括跨国恐怖分子、国内极端分子、国内恐怖分子和单独行动的外界人员，一旦他们可以接近实验室，可以在建筑周边进行武装袭击或引爆炸弹。武装攻击本身不会导致病毒逃逸和人员暴露。然而，一颗足够大的炸弹可能会影响实验室操作系统，从而导致 GOF 病毒从实验样本中释放。

# 第四节　安全风险的半定量分析

## (一)对半定量方法的需求

上文所述各种恶意行为会导致防护的缺失。实施这些恶意行为方式的多变性，以及每个步骤成功的未知可能性都会阻碍针对这些恶意行为的故障树模型的设计。由于这个原因，可使用半定量方法对针对野生型病毒株的实验室的恶意行为和针对 GOF 病毒株的实验室的恶意行为之间所造成后果的差异进行分析。

在大多数情况下，任何一种 GOF 特征都会增加风险，要么增加地区性疫情暴发的可能性，要么增加全球疫情暴发的后果。理论上讲，两种 GOF 特征都可以对由于恶意行为导致实验室以外的一个初始感染事件发生的可能性造成影响：①增强培养基中病毒产量；②禽流感病毒对哺乳动物的适应性造成其半数感染量降低。

## (二)GOF 特征对由恶意行为引起实验室外感染事件发生可能性的影响

在培养基中提高病毒产量的表型和提高对哺乳动物适应性的表型都具有增加防护措施缺失事件中感染事件发生的可能性。将从实验室逃逸的病原体数量增加一个数量级，可以将至少出现一个感染事件的可能性增加大约 10%。也就是说，如果 GOF 操作使一种病毒株的产量增加超过 100 倍，其浓缩的冻存病毒会由于恶意行为将感染事件发生的可能性增加 20%。

## (三)将恶意行为与生物安全(biosafety)示例进行对应以计算野生型病原体的风险

所有恶意行为都可以分为 4 类考虑：实验室工作人员的公开感染事件、公众人群的公开感染事件、实验室工作人员的隐性感染事件，以及公众人群的隐性感染事件。对于那些可以在野生动物而不是在人群中传播的疾病而言(特别是野生型禽流感病毒)，需考虑感染野生动物的恶意行为(图 7-4)。

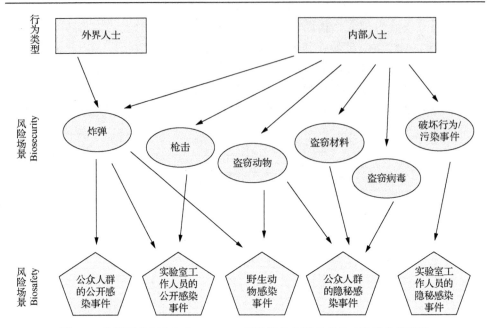

图 7-4　各类恶意行为与在 biosafety 风险评估中所考虑的 5 种事件的对应

（四）导致全球性疫情暴发的恶意事件发生的可能性

根据生物安全（biosafety）风险评估分析，可以确定由恶意事件引起的地区性疫情造成全球性疫情的可能性。与导致至少一个实验室工作人员感染相比较，造成至少一个公众人群感染的恶意事件引发地区性疫情的可能性是 5～30 倍。与那些导致实验室工作人员感染的公开事件相比较，导致实验室工作人员感染的隐秘事件引发地区性疫情的可能性要增加 10～20 倍（表 7-2）。

表 7-2　导致全球性疫情暴发的恶性事件发生的可能性

| 风险类别 | 主要感染事件 | 公开/隐秘 | 事件 |
| --- | --- | --- | --- |
| 最高级 | 公众人群或者野生动物 | 隐秘 | 盗窃动物 |
| 最高级 | 公众人群 | 隐秘 | 盗窃设备、盗窃病毒 |
| 中高级 | 公众人群或者野生动物 | 公开 | 炸弹 |
| 中低级 | 实验室工作人员 | 隐秘 | 导致同事直接或者间接感染的所有事件 |
| 最低级 | 实验室工作人员 | 公开 | 枪击 |

导致野生动物感染的事件具有相对较低的风险，这是由于它们不会造成人类可传播疾病的全球大流行性疫情的暴发。

根据生物安全（biosafety）风险评估报告可以得到 GOF 表型能否在生物安全（biosecurity）事件引发的感染事件后增加全球性疫情暴发的可能性。传播性能是最能影响疫情逃脱地区性控制措施的可能性的特征，且其适用于所有被评估的病原体。对于季节性流感病毒和大流行性流感病毒而言，有能力逃避剩余免疫力或者增加新出现的大流行性流感病毒株的传播性能，都将增加全球性疫情暴发的可能性(图7-5)。

| GOF 表型 | 季节性流感病毒 | 大流行性流感病毒 | 禽流感病毒 |
|---|---|---|---|
| 传播性能增强 |  |  |  |
| 致病性能增强 | 不清楚 | 不清楚 |  |
| 对哺乳动物的适应性 | N/A | N/A |  |
| 逃避诱导免疫 |  |  | N/A |
| 逃避天然免疫/残余免疫 |  |  | N/A |
| 抗病毒药物耐受性 |  |  |  |
| 在培养基/鸡蛋中的产量增加 | N/A | N/A | N/A |

图 7-5　具有 GOF 性状的病原体引发全球性疫情的可能性与野生型病毒株的比较
灰色阴影越深，表示风险越高，白色表示该表型不会增加病原体的风险或不清楚，N/A 表示无关。

由于野生型禽流感病毒在人群中无法传播，因此，除非野生鸟类被感染(导致全球性禽流感疫情)或者该病毒株被修饰后可以在人群中传播，否则这种病毒的危险就会终止在这些初始被感染的人群。如果这种病毒株被修饰后可以具有和季节性流感病毒或大流行性流感病毒一样的人群传播性能，那么引发全球性疫情的风险将非常高。因此，增加禽流感病毒在人群中传播性能的 GOF 研究会明显增加全球性疫情暴发的可能性。

(五)GOF 研究对全球大流行性疫情暴发后果的影响

如果全球性疫情是由针对实验室的恶意行为所引发，其后果会类似于由于实验室内发生的事故所引发的全球性疫情，GOF 特征对风险的影响将与 biosafety 风险评估结果相同(图 7-6)。

| GOF 表型 | 季节性流感病毒 | 大流行性流感病毒 | 禽流感病毒 |
|---|---|---|---|
| 传播性能增强 |  |  |  |
| 致病性能增强 |  |  |  |
| 对哺乳动物的适应性 | N/A | N/A | N/A |
| 逃避诱导免疫 |  |  | N/A |
| 逃避天然免疫/残余免疫 |  |  | N/A |
| 抗病毒药物耐受性 |  |  |  |
| 在培养基/鸡蛋中的产量增加 | N/A | N/A | N/A |

图 7-6　具有 GOF 性状的多种病原体引发全球性疫情后果的变化与野生型病毒株的比较
灰色程度越深代表风险越高，白色表示该表型不会增加病原体的风险，N/A 表示无关。

对于季节性流感病毒和大流行性流感病毒而言，抗病毒药物耐受性和克服疫苗接种的保护作用都不会明显增加全球性疫情暴发所致死亡人数；但由于美国国内具有这些医学应对措施，因此，在北美的死亡人数将增加几倍。增加季节性流感病毒或大流行性流感病毒的传播性能(或者类似地，提高其逃避剩余免疫的能力)会增加全球死亡人数。鉴于季节性流感病毒的病死率相对较低，增加其致病性(10倍或更多)将增加其死亡人数。

野生型禽流感病毒只能通过接触被感染禽类感染人类。由于许多病毒株的致病性非常低，因此，增加它们在人群中的致病性可能会使它们的致死率增加数倍。若一种病毒株被修饰后可以在人群中传播，就会引发全球性疫情，导致数百万人感染，从而大大增加其风险。

# 第五节　GOF 信息的生物安全风险

Gryphon Scientific 公司对 GOF 信息所产生的潜在生物安全(biosecurity)信息风险进行评估，还对 GOF 研究得出的两用性信息是否已经发表进行评估。结果显示，来自 GOF 研究尚存的信息风险较少。尽管高传染性、高毒力流感病毒株的研发具有明显的生物安全信息风险，但是已经出版如何产生这些病毒株的方法，所以已没有信息风险，并且恶意行为者可以利用反向遗传学来产生具有两用性的病毒株。但目前尚不能利用动物研究的结果来预测人类疫情的准确 $R_0$ 值，该领域的进一步研究可能会造成信息风险。类似地，与开展流感病毒研究(可以在培养基/鸡蛋中提高病毒产量、逃避现有医疗对策或者逃避现有诊断方法)有关的信息也具有两用性，但是也已经出版如何生成这些病毒株的方法(图 7-7)。

| 两用性 GOF 表型 | 季节性/大流行性流感病毒 |
| --- | --- |
| 提高在哺乳动物中的传播性能 | |
| 提高在哺乳动物中的致病性 | 导致慢性病的流感病毒生成的出版文献 |
| 提高其传播性能但保持其致病性 | |
| 克服天然免疫或者诱导免疫 | 生成抗原特异性病毒株以外的方法 |
| 逃脱现有诊断措施 | |
| 抗病毒药物耐受性 | |
| 提高其在细胞培养基或者鸡蛋中的产量 | |

图 7-7　对流感病毒 GOF 研究所造成的信息风险总结

不是两用性的信息或者已经被公布的信息用白色表示；灰色阴影表示这些信息在某些情况下可能会造成信息风险

（一）GOF 实验类型

当对 GOF 实验所产生信息进行分析时,考虑其是否符合那些希望滥用信息人员的目的。需要考虑的病毒表型如下所示:

(1) 在体外或体内提高病原体的产量(高滴度水平);

(2) 提高其致死率;

(3) 提高其发病率;

(4) 提高其在哺乳动物中的传播性能;

(5) 逃避天然免疫或者诱导免疫;

(6) 逃避医疗对策,包括疫苗、抗病毒药物和诊断方法等。

（二）对功能获得性病毒株与自然病毒株进行比较

1. 高传播性高致命性病原体生成实验中含有的信息风险

一项实验可能会显示出病原体在雪貂中的传播性能增加,但这一结果不能代表病毒在人群中传播的特定 $R_0$ 值。考虑到这些限制情况,下列 GOF 结果将引起关注:

(1) 保持季节性/大流行性流感病毒的传播性能,但经修饰后其感染患者致死率超过 10%;

(2) 禽流感病毒经修饰后的传播性能和季节性流感病毒一样,且保持其高致死率。

那些详细介绍如何生成具有这些特性的病毒株的科学研究都应引起关注,因为这些科学研究会向武器研制者提供生成病原体的有效途径。

虽然一些 GOF 研究可以向“敌人”提供信息,以获得高传染性、高致病性病毒株,但这些研究并不是获得这种病毒类型的唯一方法。一个具备专业技术的恶意行为者可以合成病毒基因组,并用于产生活病毒。

2. 增强病毒致病性的实验中含有的信息风险

流感病毒并不会造成特别长期的疾病或慢性疾病。因此,由于已知天然发生的病毒株都不会存在这种特性,故延长疾病进程或者形成慢性疾病的流感病毒株将明显比自然发生的病毒株更具影响。

3. 逃逸医疗对策可能在今后是一个信息风险

对于流感病毒而言,疫苗、抗病毒药物和诊断方法都在使用。因为在病毒攻击中,所使用的流感病毒只会以很小的概率与一些国家所生产和储存的季节性流感疫苗相匹配,逃逸疫苗所诱导的免疫力最多仅可以让其整体死亡率轻度增加。

同样,当对全球性疫情造成的死亡率进行分析时,抗病毒药物最多可以将流感患者死亡率降低数倍。然而,在美国,由于可以大量供应抗病毒药物,可以大大降低死亡人数。抗病毒药物耐受性病毒株可能会增加美国国内的流感病毒所致死亡人数。

如果"敌人"希望在一次病毒攻击中使用野生型流感病毒株，那么以前疫情暴发获得的残留免疫力可能会限制其攻击范围。然而，"敌人"可以仅仅使用野生型流感病毒株的某一种血清型，由于其近期没有在人群中传播，可以避免上述不足。已经发表的流感病毒序列信息、已经建立的用于拯救流感病毒的操作，都可以用来获得这些病毒株。

然而，随着疫苗技术的发展，对逃避医疗对策的研究可能会成为一种信息风险。例如，一旦研制出一种通用型流感疫苗，对于这种疫苗的免疫力逃避对"敌人"来说可能是至关重要的。类似地，一旦可以研制出针对新发现的流感病毒血清型的疫苗，病毒逃避诱导免疫的能力就会对"敌人"非常有用。同样，如果抗病毒药物的使用在全球范围内变得更加广泛，开展逃避抗病毒药物的研究将会带来信息风险。

4. 提高病毒在培养基中的产量仅会产生较小的信息风险

提高病毒株的产量可以用来产生更多的病毒株。然而，即使是产量不佳的致病性病毒株，也可以使用普通的设备培养以获得充足数量。因此有关该表型变化的文献出版几乎没有什么信息风险。

5. 对由 GOF 研究引起的可能信息风险进行总结

图 7-8 对 GOF 研究的潜在信息风险进行了概述。

| 两用性 GOF 表型 | 季节性/大流行性流感病毒 | 禽流感病毒 |
|---|---|---|
| 提高在哺乳动物中的传播性能 | | |
| 提高在哺乳动物中的致病性 | | |
| 提高其传播性能但保持其致病性 | | |
| 克服天然免疫或者诱导免疫 | | |
| 逃脱现有诊断措施 | | |
| 抗病毒药物耐受性 | | |
| 提高其在细胞培养基或者鸡蛋中的产量 | | |

图 7-8　与 GOF 研究有关的两用性信息风险
白色代表不存在明显的信息风险，灰色代表存在明显的信息风险

(三) GOF 研究信息现状

1. 提高在哺乳动物中的传播性能

一些研究小组重点关注了解哪些原因导致某些 H1N1 病毒株具有高传播性能

（如 2009 年的大流行性病毒株或 1918 年的大流行性病毒株），以及哪些原因导致其他 H1N1 型病毒株不会在哺乳动物中传播（如禽流感病毒）。这些研究小组使用多种方法来构建具有传播性能的 H1N1 型病毒，包括以下几种方法：

（1）简单的基因重配；

（2）使用反向遗传学方法来识别对具有传播性能的人流感病毒株特有的突变，并将这些变化引入不具有传播性能的人流感病毒株之中。

虽然这些实验可以证明流感病毒具有提高其传播性能的能力，但其两用性有限，这是因为其中一个亲代病毒株已经具备武器研制者所需的特征（传播性能和致病性）。实施这些实验是为了确定哪些因素足以让低致病性病毒转变成高致病性病毒。与致病性亲代病毒株相比较，"敌人"使用这些改良型病毒株没有任何好处。

在针对禽流感的实验中，数篇论文介绍如何从 H5、H7 或 H9 亚型获得通过飞沫即可在哺乳动物中传播的病毒株（通常是雪貂或豚鼠）。这些研究使用了下列多种方法：

（1）在雪貂体内进行简单的系列传代；

（2）使用大流行性病毒株与禽流感病毒株进行定向重配；

（3）定向重配，然后系列传代；

（4）有针对性地诱变，随后系列传代；

（5）HA 突变，随后基于其结合性质进行筛选。

其中一些实验只需要掌握病毒学的基本技能水平。如果恶意行为者具有基本的分子生物学技能，他可以重复其系列传代实验并获得能够在哺乳动物中传播的禽流感病毒株。对于具有熟练分子生物学技能的恶意行为者而言，他可以利用反向遗传学来合成这些具有传播性能的禽流感病毒，因为研究人员已发表足够信息，告知能够在哺乳动物中传播的禽流感病毒株内所观察到的特定分子变化。为了利用这些研究中的信息，恶意行为者不需要精确地重复这些实验，而仅需简单重建作者所确定的病毒株即可。

大量文献都介绍了如何生成在哺乳动物中具有传播性能的禽流感病毒株。因为重复现有已发表方法相对很容易，因此，更多类似的文献可能不会加剧这种风险。

已发表的各项研究在开展病毒传播性能实验时所使用的动物很少，无法确切了解这些新研发的病毒株的传播性能。也就是说，这些研究都没有在足够数量的动物体内对这些病毒株的传播性能进行比较，因此无法确定其传播性能。此外，不可能使用实验室方法来最终确定病毒在人类传播的 $R_0$ 值。$R_0$ 值往往是根据人类流行病学数据来回顾性确定的。

2. 提高致病性

数篇论文介绍了致病因子对保持高致病性流感病毒的致病性的必要性，如禽流感病毒和 1918 流感病毒等。通常来讲，这些研究人员可以识别对高致病性病毒株特有的突变，并利用反向遗传学将这些突变引入低致病性病毒株之中。研究人员也可对高致病性病毒株和非致病性病毒株进行基因重配来获得嵌合型病毒，用以识别造成致病性病毒具有致病性的成分，从而使得重配后的非致病性病毒株具有致病性。虽然这些实验可以确定流感病毒具有增加其致病性的能力，但其两用性有限，这是因为其中一个亲代病毒株已经具备这些特征。

相比之下，其他实验会造成病毒株的致病性明显高于其亲代病毒株。多种方法用于提高流感病毒的致病性，如下所示：

(1)对季节性流感病毒和大流行性 H1N1 型流感病毒进行随机重配；

(2)使用大流行性病毒株对禽流感病毒株进行定向重配；

(3)定点突变增加禽流感病毒株的毒力；

(4)在小鼠体内进行系列传代。

对于具有熟练分子生物学技能的恶意行为者，可以通过反向遗传学来合成具有更高致病性的病毒株。

Gryphon Scientific 公司没有找到文献介绍如何得到一种具有更长疾病过程或者导致慢性疾病的流感病毒株，这点对恶意行为者试图得到一种失能病毒至关重要。

3. 增强其传播性能但保留或增强其致病性

这类实验尤其令人关注，因为它们会让恶意行为者获得一种既具有致病性又具有传播性的病毒株。几篇论文介绍了 H5 或 H7 亚型禽流感病毒获得能够在哺乳动物(如雪貂)中传播的能力。这些研究使用了多种方法，包括：

(1)在雪貂体内进行简单的系列传代；

(2)使用大流行性病毒株与禽流感病毒株进行定向重配。

即使恶意行为者的分子生物学技能有限，也可以重复系列传代方法，以获得在哺乳动物中具有传播性能和高致病性的新禽流感病毒株。此外，也可以通过反向遗传方法直接得到具有所需特征的病毒株。

4. 克服天然免疫或者诱导免疫

如果恶意行为者希望使用近期在人群中传播的流感病毒，那么，逃逸免疫是所需要的病毒特征(因此需要克服在人群中存在的残留免疫)。由于这个原因，病毒株抗原改变的各种方法存在与病毒株经修饰后获得克服天然免疫力或诱发免疫有关的信息风险。Gryphon Scientific 公司对所有已发表论文进行分析后发现，它们都集中在弄清楚具有不同抗原特征的新病毒株的进化机制。所使用的方法包括以下几种：

(1)识别亲代病毒株与抗原特异性病毒株之间的独特变化，然后通过反向遗传学将这些独特变化引入到亲代病毒株之中；

(2)在存在中和抗体的条件下，在细胞内进行系列传代；

(3)在被免疫动物体内进行系列传代。

即使恶意行为者的分子生物学技能有限，其也可以重复系列传代方法，以获得一种抗原特异性流感病毒株，也可以使用反向遗传学方法得到具有抗原特异性和致病性的病毒株。

由于生成与其亲代病毒株截然不同的抗原特异性流感病毒株所造成的 GOF 信息风险已经出现，因此，关于这个方面的更多公开出版物可能不会加剧这种信息风险。Gryphon 公司没有发现任何论文介绍如何获得一种流感病毒株，既能够克服保护性免疫，又不会生成特异性抗原，发表此类研究将会带来信息风险。

5. 逃避现有诊断技术

当前诊断流感病毒的方法包括：识别病毒的抗原决定簇(或者流感患者所产生的抗体)，或者识别病毒基因组中独特序列。可以采取与逃逸宿主免疫相同的方式来逃逸抗体诊断方法。

任何论文都没有讨论如何生成一种通过改变其基因组构成来逃避诊断方法的流感病毒(除了导致抗原改变的基因组变化以外)，出版相关研究会造成信息风险。

6. 抗病毒药物耐受性

由于抗病毒药物耐受性病毒株的产生是药物开发过程的一部分，并且是评估抗病毒药物是否有效的风险评估过程的一部分，因此，可以找到一些关于如何生成具有抗病毒药物耐药性的流感病毒株的文献。所涉及的方法如下：

(1)识别亲代病毒株与耐药病毒株之间的独特变化，然后通过反向遗传学将这些独特变化引入亲代病毒株之中；

(2)在存在低浓度抗病毒药物的条件下，在细胞内对该病毒株进行系列传代。

即使恶意行为者的分子生物学技能有限，也可以重复系列传代方法和体内实验，以获得一种具有抗病毒药物耐受性的流感病毒株。使用反向遗传方法可以得到含有几种突变的病毒株，其中一些突变会导致抗病毒药物耐受性。

目前，已经出现生成具有抗病毒药物耐受性的流感病毒株的信息，因此，关于这方面的更多公开出版物可能不会加剧这种信息风险。

7. 提高在细胞培养基或者鸡蛋中的病毒产量

绝大多数研究发现，病毒在细胞培养基或者鸡蛋中的产量增加，与致病性病毒株的一些组分被引入到减毒型病毒株之中有关。有几项研究针对如何生成具有产量增加的病毒株，将致病性流感病毒与适于在鸡蛋或者培养基中生长的减毒型病毒株进行基因重配，从而生成这种病毒株[5]。

其他研究还采取系列传代方法，使得减毒型病毒株在细胞培养基中的产量增加 100 倍，但是这种系列传代方法可能会让病毒的致病性和传播性发生改变[6]。还有一些研究使用 HA 基因的随机突变来识别高产量突变体，但这些突变体很可能具有较低的致病性[7]。

　　图 7-9 对与 GOF 研究相关文献分析结果进行总结。结果发现，在流感病毒 GOF 实验中可能产生的许多两用性信息已经被发表，但尚存部分风险。

| 两用性 GOF 表型 | 流感病毒 |
|---|---|
| 提高在哺乳动物中的传播性能 | |
| 提高在哺乳动物中的致病性 | 不存在关于生成导致慢性病的流感病毒的出版文献 |
| 提高其传播性能但保持其致病性 | |
| 克服天然免疫或者诱导免疫 | 仅通过生成抗原特异性病毒株 |
| 逃脱现有诊断措施 | 仅能逃避免疫诊断方法 |
| 抗病毒药物耐受性 | |
| 提高其在细胞培养基或者鸡蛋中的产量 | 已发表方法需要分子生物学操作等较高技能 |

图 7-9　与 GOF 研究相关的潜在两用性研究结果的发表情况
白色表示没有明显的信息风险，或者是已经发表相关信息；
灰色表示可能还存在一些信息风险

## 参 考 文 献

[1] NSABB.Framework for Conducting Risk and Benefit Assessments of Gain-of-Function Research. National Science Advisory Board for Biosecurity, May 5, 2015. http://osp.od.nih.gov/sites/default/files/resources/NSABB_Framework_for_Risk_and_Benefit_Assessments_of_GOF_Research-APPROVED.pdf.

[2] Gryphon Scientific .Risk and Benefit Analysis of Gain-of-Function Research, Final Report. April 2016. http://www.gryphonscientific.com/wp-content/uploads/2016/04/Risk-and-Benefit-Analysis-of-Gain-of-Function-Research-Final-Report.pdf.

[3] Mark Oliver. "30 arrested as raids target animal rights extremists," *The Guardian*, May 1, 2007, http://www.theguardian.com/uk/2007/may/01/animalwelfare.world.

[4] Patrick Sawer. "Debbie Vincent: Former soldier turned animal rights extremist jailed for six years," The Telegraph，April 17, 2014, http://www.telegraph.co.uk/news/uknews/crime/10772486/Debbie-Vincent-Former-soldier-turned-animal-rights-extremist-jailed-for-six-years.html.

[5] Zhang W, Xue T, Wu X, et al.Increase in viral yield in eggs and MDCK cells of reassortant H5N1 vaccine candidate viruses caused by insertion of 38 amino acids into the NA stalk. Vaccine, 2011, 29(45): 8032-8041.

[6] Murakami S, Horimoto T, Ito M, et al. Enhanced growth of influenza vaccine seed viruses in vero cells mediated by broadening the optimal pH range for virus membrane fusion. J Virol, 2012, 86(3): 1405-1410.

[7] Ye J, Wen F, Xu Y, et al. Error-prone pcr-based mutagenesis strategy for rapidly generating high-yield influenza vaccine candidates. Virology, 2015 , 482: 234-243.

# 第八章 收 益 评 估

根据生物安全科学顾问委员会(NSABB)2015年5月通过的《对"功能获得性"研究进行风险-收益评估的框架》[1]，流感病毒功能获得性研究的收益包括：科学知识收益、生物监测收益、医疗对策收益、为决策提供信息收益、经济收益等几个方面。本章 GOF 研究收益评估主要参考 2016 年 4 月 Gryphon Scientific 公司发布的《功能获得性研究风险和收益评估报告》[2]。

## 第一节 概 述

收益评估对流感病毒有关的 GOF 实验对科学知识和公共卫生领域造成的潜在收益进行评价。公共卫生收益包括对生物监测收益、医学应对措施(MCM)收益，以及对公共卫生政策决策的收益。在每种情况下，GOF 方法解决科学知识欠缺或者公共卫生不足的能力，与替代方法解决相同问题的能力进行比较，从而能够识别 GOF 方法的独有优势。

在流感研究领域内，存在下列表型分类中的 GOF 方法：对哺乳动物的适应性(adaptation to mammals)、传播性能增强(enhanced transmissibility)、致病性能增强(enhanced pathogenicity)、逃避研发中的疫苗(evasion of vaccines in development)、逃避现有的天然免疫或诱导的适应性免疫力(evasion of existing natural or induced adaptive immunity)、逃避现有治疗措施(evasion of therapeutics)、提高病毒产量(enhanced virus production)、基因重配(reassortment)(可能产生多个 GOF 表型)(图 8-1)。

| GOF 表型 | 季节性流感病毒 | 动物流感病毒 | 流感病毒的致病性能重配* |
|---|---|---|---|
| 对哺乳动物的适应性 | | | |
| 传播性能增强 | | | |
| 致病性能增强 | | | |
| 逃避研发中的疫苗 | | | |
| 逃避现有的天然免疫或诱导的适应性免疫力 | | N/A | N/A |
| 逃避现有治疗措施 | | | |
| 提高病毒产量 | | | |
| 基因重配(可能产生多个 GOF 表型) | | | |

图 8-1 GOF 研究收益的总体情况

*致病性重配流感病毒包括从季节性流感病毒、大流行流感病毒和动物流感病毒的基因节段重配；N/A：不适用于该处。白色表示不能获得该表型变化或与该表型变化无关；黑色表示可以获得当前表型变化，但尚未在科学文献中有介绍；浅灰色表示该方法对科学知识或公共卫生提供独有收益；深灰色表示 GOF 方法和替代方法的收益是相互重叠的，也就是说，Alt - GOF 方法可以解决 GOF 方法所能解决的相同科学知识或公共卫生问题

表 8-1 对与每个 GOF 表型所确定的收益进行总结。

### 表 8-1　与流感病毒有关的 GOF 研究的潜在收益清单

| 流感病毒* | 收益类别 | 潜在收益 | 独有收益** | 实现收益的时间范围 | 备注 |
|---|---|---|---|---|---|
| **提高病毒产量** | | | | | |
| 季节性流感病毒，动物流感病毒 | 科学知识 | 深入了解高产量疫苗的机制 | 部分 | 立即 | |
| 季节性流感病毒，动物流感病毒 | 疫苗 | 确保充足且及时的流感疫苗产量 | 是 | 立即 | GOF 方法是目前流感疫苗产量的一个关键方面 |
| 季节性流感病毒，动物流感病毒 | 疫苗 | 缩短未来疫苗生产时间 | 部分 | 近期 | GOF 研究结果可应用于疫苗生产而无须得到 FDA 的批准 |
| **哺乳动物适应性和提高传播性能** | | | | | |
| 动物流感病毒 | 科学知识 | 深入了解哺乳动物适应性和获得传播性能的机制 | 部分 | 立即 | |
| 动物流感病毒 | 监测 | 通过对病毒适应性和传播性能进行基于序列分析的预测，从而对正在人群中传播的动物流感病毒进行监测 | 部分 | 近期到长期 | GOF 研究所得信息可立即用于监测及其随后大流行性疫情防范措施的决策制定，包括大流行性疫情暴发前的疫苗研发 |
| 动物流感病毒 | 政策 | 对动物流感病毒的大流行性疫情进行风险评估，并支持大流行疫情防范措施的制定 | 部分 | 近期到长期 | |
| 动物流感病毒 | 政策，疫苗 | 指导大流行性疫情前疫苗研发的病毒株选择 | 是 | 近期到长期 | 这些数据的科学不确定性会限制此收益。预计，随着科学技术的发展，GOF 信息对其监测造成的收益可以随着时间而增加 |
| **增强毒力** | | | | | |
| 季节性流感病毒，动物流感病毒 | 科学知识 | 深入了解流感病毒毒力的机制 | 部分 | 立即 | |
| 季节性流感病毒，动物流感病毒 | 科学知识 | 发展动物模型用于研究流感发病机制 | 部分 | 立即 | |
| 动物流感病毒 | 监测 | 通过基于序列分析的病毒毒力预测，对正在人群中传播的动物流感病毒进行监测 | 部分 | 近期到长期 | GOF 研究所得信息可立即用于监测及其随后大流行性疫情防范措施的决策制定，包括大流行性疫情暴发前的疫苗研发 |
| 动物流感病毒 | 政策 | 对动物流感病毒的大流行性疫情进行风险评估，并支持防范措施制定 | 部分 | 近期到长期 | |

续表

| 流感病毒* | 收益类别 | 潜在收益 | 独有收益** | 实现收益的时间范围 | 备注 |
|---|---|---|---|---|---|
| 动物流感病毒 | 政策，疫苗 | 指导大流行性疫情前疫苗研发的病毒株选择 | 是 | 近期到长期 | 这些数据的科学不确定性会限制此收益。预计，随着科学技术的发展，GOF 信息对其监测造成的收益可以随着时间而增加 |
| 季节性流感病毒，动物流感病毒 | 疫苗 | 支持研发活减毒疫苗 | 是 | 长期 | 新疫苗的研发和获得许可是一个长期过程 |
| 动物流感病毒 | 疫苗 | 通过识别可从疫苗病毒中去除的病毒毒力基因，提高疫苗生产过程的安全性 | 部分 | 中期 | 当把 GOF 研究结果应用于疫苗生产时需要获得 FDA 审批 |
| 季节性流感病毒，动物流感病毒 | 治疗措施 | 识别新的治疗靶标 | 部分 | 长期 | 新治疗措施的研发和获得许可是一个长期过程 |
| 季节性流感病毒，动物流感病毒 | 医学应对措施 | 研发动物模型，用于检测候选医学应对措施 | 部分 | 长期 | 新医学应对措施的研发和获得许可是一个长期过程 |
| **逃避现有的天然免疫或诱导免疫** | | | | | |
| 季节性、大流行性流感病毒 | 科学知识 | 深入理解抗原漂移的机制 | 部分 | 立即 | |
| 季节性流感病毒 | 监测 | 通过对抗原表型进行基于序列分析的预测，从而提高其抗原表型监测 | 部分 | 近期到长期 | GOF 研究所得信息可立即用于监测及其随后的季节性流感疫苗的病毒株选择。但是，这些数据的科学不确定性会限制此收益。预计，随着科学技术的发展，GOF 信息对其监测造成的收益可以随着时间而增加 |
| 季节性流感病毒 | 疫苗 | 通过提高病毒株的选择性来提高季节性流感疫苗有效性 | 部分 | 近期到长期 | |
| 季节性流感病毒，动物流感病毒 | 疫苗 | 开展通用型疫苗或者广谱型疫苗的研究 | 部分 | 长期 | 通用型或广谱型疫苗的研发前景非常具有科学挑战性 |
| **逃避疫苗** | | | | | |
| 季节性流感病毒，动物流感病毒 | 疫苗 | 检测病毒能否逃脱候选通用型或者广谱型疫苗的保护性免疫力 | 是 | 长期 | 通用型或广谱型疫苗的研发前景非常具有科学挑战性 |
| **逃避现有治疗措施** | | | | | |
| 季节性流感病毒，动物流感病毒 | 科学知识 | 深入理解抗病毒药物耐受性的机制 | 部分 | 立即 | |

续表

| 流感病毒* | 收益类别 | 潜在收益 | 独有收益** | 实现收益的时间范围 | 备注 |
|---|---|---|---|---|---|
| 季节性流感病毒，动物流感病毒 | 监测 | 通过对抗病毒药物耐受性进行基于序列分析的预测，从而提高对其抗病毒药物耐受性的监测 | 部分 | 近期到长期 | GOF 研究所得信息可立即用于监测及其随后的决策制定 |
| 季节性流感病毒 | 政策 | 提出治疗季节性流感的推荐意见 | 部分 | 近期到长期 | |
| 动物流感病毒 | 政策 | 对动物流感病毒的大流行性疫情进行风险评估，并支持防范措施制定 | 部分 | 近期到长期 | 这些数据的科学不确定性会限制此收益。预计，随着科学技术的发展，GOF 信息对其监测造成的收益可以随着时间而增加 |
| 季节性流感病毒，动物流感病毒 | 疫苗 | 通过识别可从疫苗病毒中去除的抗病毒药物耐受性标记，提高疫苗生产过程的安全性 | 部分 | 中期 | 当把 GOF 研究结果应用于疫苗生产时需要获得 FDA 审批 |
| 季节性流感病毒，动物流感病毒 | 治疗措施 | 清楚新治疗措施的研发现状 | 是 | 长期 | 新治疗措施的研发和获得许可是一个长期过程 |
| 季节性流感病毒，动物流感病毒 | 治疗措施 | 深入理解其治疗机制 | 部分 | 长期 | 新疫苗的研发和获得许可是一个长期过程 |
| 季节性流感病毒，动物流感病毒 | 治疗措施 | 促进新治疗措施获得监管审批 | 是 | 长期 | 新疫苗的研发和获得许可是一个长期过程 |
| 季节性流感病毒，动物流感病毒 | 治疗措施 | 清楚治疗措施的研发现状，从而使病毒耐药性的发展降至最小水平 | 是 | 长期 | 新疫苗的研发和获得许可是一个长期过程 |
| **基因重配研究** | | | | | |
| 季节性流感病毒，动物流感病毒 | 科学知识 | 深入理解进行重配和可能进行重配的机理 | 部分 | 立即 | |
| 季节性流感病毒，动物流感病毒 | 监测 | 对在监测时所检测重配病毒所造成的风险进行评估 | 部分 | 长期 | 对重配病毒的监测不足，若要实现此收益，需加强其监测 |
| 季节性流感病毒，动物流感病毒 | 政策 | 对动物流感病毒的大流行性疫情进行风险评估，并支持防范措施制定 | 部分 | 长期 | 对重配病毒的监测不足，若要实现此收益，需加强其监测 |
| 季节性流感病毒，动物流感病毒 | 政策 | 采取预先干预措施，旨在防止在人群中出现新型重配病毒 | 是 | 近期 | |

　　* 动物病毒株包括禽类病毒株和猪病毒株，大流行性病毒株包括 1918 年的 H1N1、1957 年的 H2N2 和 1968 年的 H3N2 型流感病毒。季节性病毒株包括所有季节性病毒株和 2009 年的 H1N1 型大流行性病毒株(现在是在人群中传播的季节性病毒株)。

　　** "独有收益"一栏表示前一列中所示收益是否是独有收益或者是否 Alt - GOF 方法可以达到相同的收益。"不是"表示 Alt - GOF 方法可以提供几乎相同的收益；"是"表示 Alt - GOF 方法不能提供相同的收益，"部分"表明 Alt - GOF 方法可以提供类似的收益，但与 GOF 方法相比，可能在某些方面会不足。

# 第二节 方 法

## (一)目的

定性收益评估(BA)的目的是提供关于 GOF 研究对科学知识、公共卫生和医学领域造成潜在收益的评估,包括对生物监测、公共卫生决策,以及对疫苗、治疗措施和诊断技术发展的收益。与风险评估相似,收益评估具有可比性,也就是说,可以对 GOF 研究收益相对于可提供类似信息的替代实验方法的收益进行评估。除此之外,收益评估还将力求提供关于实现收益所面对的障碍和收益全球性分布的情况。

## (二)识别 GOF 研究潜在收益的方法

Gryphon Scientific 公司使用一个多步过程来确定 GOF 研究相对于替代方法的收益。第一,通过下列步骤,建立收益分析的基础。①对具有大流行性潜力病原体(pathogens with pandemic potential,PPP)GOF 研究所得到的预期科学信息和产品进行分析;②识别对 PPP 科学知识领域的欠缺,以及与预防和控制 PPP 疫情暴发有关的公共卫生和医学领域差距。第二,对来源于 GOF 研究的科学信息/产品在科学知识和公共卫生方面的作用进行判定。也就是说,对于 GOF 研究的科学结果,信息/产品可以解决的科学知识不足和公共卫生方面的欠缺被明确;随后,确定信息/产品能够克服此不足的机制。第三,确定那些可以造成相同或类似收益的替代实验方法。第四,对实现 GOF 方法和 Alt - GOF 方法的收益所需面临的障碍进行评估。对 GOF 研究与替代方法各自的收益进行比较分析,从而可以深入理解GOF 研究的独有收益。第五,对 GOF 收益的全球化潜力进行分析。最后,定量分析 GOF 收益对流感疫苗生产及季节性流感疫情和大流行性流感疫情应对方面的影响(图 8-2)。

### 1. GOF 研究的预期科学信息或产品

根据 NSABB 制定的"功能获得性"研究风险收益评估框架,以及美国政府对一些 GOF 研究类型的暂停资助的要求,分析包括:与季节性流感病毒、大流行性流感病毒(如 1918 流感病毒)、猪流感病毒和禽流感病毒有关的科学研究。在研究的各个领域内,对所有实验方法可以预期出现下列一个或更多表型变化进行评估:

(1)通过影响病毒复制周期提高病原体的产量;

(2)在适当的动物模型中提高病原体的发病率和死亡率;

(3)提高在哺乳动物中的传播性能,包括改变宿主或组织范围,以及通过直接接触或空气途径更有效地进行传播;

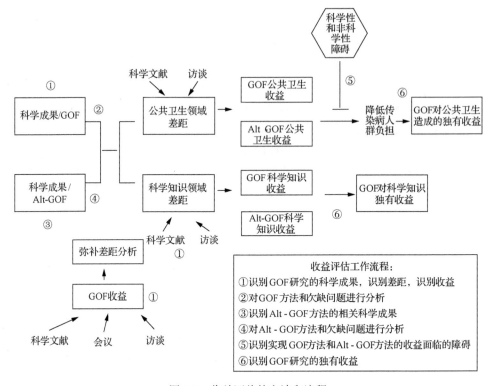

图 8-2　收益评估的方法和流程

（4）逃避现有天然免疫或诱导免疫；

（5）逃避疫苗、治疗措施或诊断措施。

2. 确定 GOF 研究对科学知识、公共卫生和医学领域的收益

通过对参与科学研究的 GOF 相关学者进行采访，包括研究流感病毒的研究人员，以及参与将研究成果转化为公共卫生产品和政策的人员。每位被采访者都针对其所提出的收益展开点对点式讨论。最后，通过进一步调研科学文献，包括涉及 PPP 的基础科学文献，以及关于传染病监测、医学应对措施研发及公共卫生政策的文献。

3. 评估实现 GOF 和 Alt - GOF 研究收益所面临的障碍

对 GOF 研究的风险和收益进行权衡时，最具挑战性的一点是：在研究的风险和收益之间存在时间不匹配问题，亦即研究风险指的是正在开展研究时面临的各种风险，而研究对公共卫生和医学领域造成的收益要在未来才会出现。

为此，对科学知识造成的收益和对公共卫生/医学领域造成的收益分别进行考虑。科学知识成果具有即时的价值，也会促进未来新疫苗或治疗措施和监测策略的发展。

对收益如何及何时可以改善人类健康状况进行评估是非常复杂的过程。研究的应用转化取决于其他科学因素、技术因素和监管因素(例如,为了推行一种新治疗方法,需要获得 FDA 的批准)。这些因素可减少实现收益的可能性并推迟收益实现的时间。

4. 评估是否替代实验方法和其他科学革新方法可以得到相同的收益

与 GOF 研究相比较,一些替代方法的风险可能更低,但会产生相同或相似的收益。首先,找出与 GOF 方法同样可以解决科学问题的替代实验方法,例如,在确定病毒致病性的决定因素方面,比较功能缺失性研究方法和功能获得性研究方法。其次,使用与 GOF 方法完全不同的策略,如使用昆虫细胞来生产重组流感疫苗,以提高产量。最后,通过与 GOF 研究相同的方法来确定 Alt-GOF 方法的潜在收益。

5. 评估 GOF 收益的全球化潜力

在风险收益比较中,是否其风险和收益被同等分布在人群中也是一个重要的考虑因素。对于涉及 PPP 的 GOF 研究而言,风险具有全球性,即与开展 PPP 的 GOF 研究有关的生物安全事件(biosafety/ biosecurity)可能会引发大流行性疫情。相比之下,GOF 收益是否全球性分布会由于所考虑的收益类型不同而不同。

6. GOF 收益的定量分析

虽然对 GOF 收益提供量化指标有利于对 GOF 研究与 Alt-GOF 方法的收益进行比较,但不能对所有收益进行定量分析。与流感疫苗生产有关的收益可用于定量分析,其可利用针对生物安全(biosafety)风险评估研究模型(特别是全球性疫情暴发的 SEIR 模型),以参数化方式来研究改变 PPP 暴发控制措施是如何降低发病率或死亡率。但是,许多因素会阻碍特定 GOF 研究结果的绝对赋值形成一个定量收益。使用 HHS - BARDA 交互式流感模型可以完成本评估的定量分析部分,并对下列影响进行参数化分析:

(1)季节性流感或大流行性流感疫情暴发后,可用疫苗的及时性;

(2)可用的疫苗数量。

(三)通过采访获得收益评估信息

对 GOF 相关人员进行采访可获得相应信息:

(1)识别 GOF 研究对科学知识和公共卫生领域造成的收益;

(2)对可以产生与 GOF 方法相同或类似收益的 Alt-GOF 方法进行确定;

(3)验证 GOF 和 Alt - GOF 研究的收益,特别是对公共卫生造成的收益进行评估;

(4)识别可阻碍 GOF 和 Alt - GOF 收益实现的科学和非科学性障碍。

Gryphon Scientific 公司与来自不同部门的 78 人联系面谈，其中，52 人同意参加会谈。他们还访问了 7 个流感病毒研究实验室；在实地考察期间，还询问主要调查人员及高级研究人员、博士后研究员等关于他们的研究对科学知识和公共卫生领域造成的收益。另外包括电话访谈的人员，总共有 86 人接受采访，分布如下：政府部门 11 人；企业 4 人；非 PPP 研究 8 人；PPP 研究 63 人。

接受采访的 PPP 研究人员数量要远远多于接受采访的非 PPP 研究人员。考虑到 PPP 研究人员在流感病毒研究领域具有深入广泛的专业知识，与非 PPP 研究人员相比较，他们通常能够更深入地讨论与 GOF 和 Alt-GOF 方法相关的科学收益和注意事项。

# 第三节　结　果

## 一、可提高病毒产量的 GOF 研究收益

### (一) 概述

1. 通过基因重组获得减毒型高产量候选疫苗株

在野生型病毒株和减毒型高产量疫苗主干病毒株之间进行基因重配，可以产生一种"候选疫苗病毒"(CVV)，后者包括来自野生型病毒株的 *HA* 和 *NA* 基因，以及来自于疫苗主干病毒株的其余 6 个"内部基因"。与亲代野生型病毒相比，CVV 的毒性下降并表现出更高的生长水平。可以通过经典重配方法产生 CVV，这些方法包括：与野生型病毒株和疫苗主干病毒株联合感染鸡蛋或细胞，随后采取基于抗体的筛选。CVV 作为疫苗株的基础，用于在鸡蛋或细胞内生产流感疫苗。

2. 在鸡蛋或者细胞内对病毒进行系列传代培养

在鸡蛋或细胞内对病毒进行系列传代可以筛选出更高产量的病毒。这种方法目前用于在鸡蛋或细胞中生产流感疫苗，也可用于流感病毒高产量机制的基础科学研究。对于疫苗生产而言，制造商在鸡蛋或细胞内对 CVV 进行系列传代，可以产生高产量的疫苗种子病毒株，从而用于大规模生产疫苗。在鸡蛋或细胞内对病毒进行系列传代，然后通过对新出现的高产量病毒进行测序，从而可以识别出足以提高病毒产量的突变。随后，使用血凝素抑制(HAI)分析或其他鉴定方法确定哪些突变在不改变病毒株抗原性的前提下可以提高病毒产量。

3. 正向遗传筛选法识别病毒产量提高的突变体

正向遗传筛选法指的是随机突变病毒，然后通过有限传代来筛选具有高产量特性的突变体，从而能够识别出具有高产量的病毒突变。正向遗传筛选法可以识别提高疫苗病毒产量的突变。

4. 病毒的靶向突变可引入与高产量有关的突变

病毒的靶向突变可以引入与高产量相关的突变，随后对病毒株相对于亲代病毒株的特征进行分析，说明该突变或突变组合对于高产量是必要的。

(二)具有类似收益的 Alt - GOF 方法的潜在收益与局限性

1. Alt - GOF 方法对科学知识的潜在收益和限制

几种替代实验方法可以对疫苗病毒高产量的遗传基础和分子基础进行深入研究，从而可以补充 GOF 方法，有助于识别提高病毒产量的基因特征。首先，对具有不同生长特性的野生型病毒株进行序列比较，从而可以鉴定出与野生型高产量水平相关联的突变。这种方法依赖于自然界中存在高产量的病毒株。

用于识别降低产量的突变(即功能丧失性或者 LoF)的基因筛选方法，可以发现那些对病毒产量是必不可少的突变，并且 LoF 筛选也取决于自然界中是否存在高产量的病毒株。

2. Alt - GOF 方法对疫苗生产的潜在收益和限制

1)Alt - GOF 方法对当前流感疫苗生产的潜在收益和限制

无病毒疫苗平台，如基因重组体或 DNA 疫苗等，代表一种可以替代在鸡蛋和细胞内进行流感疫苗生产的方法[3]。在 2014～2015 年流感疫情季节期间，在超过 1.4 亿的疫苗剂量中仅有 5 万剂量为这种重组疫苗[4]。虽然其他重组疫苗已进入研发后期，考虑到新流感疫苗产品研发的长期性和昂贵成本，无病毒流感疫苗平台并不能立即替换基于鸡蛋和细胞的疫苗生产方法。

2)Alt - GOF 方法对今后流感疫苗生产的潜在收益和限制

一些替代的科学和技术方法有可能在今后使疫苗生产受益。值得注意的是，其中一些创新方法可以提高季节性流感疫苗和大流行性流感疫苗的产量。佐剂是一种可以添加到疫苗中用以提高机体对疫苗的免疫反应的物质，在疫苗中加入佐剂，可以仅使用少量抗原即产生同样水平的保护作用[5]。在美国，绝大多数获得审批的疫苗都没有添加佐剂，最近，一种含有佐剂的季节性流感疫苗被批准用于 65 岁及其以上的人群，还有一种获得审批的大流行性流感疫苗含有佐剂[6-8]。使用佐剂来提高季节性流感疫苗的免疫原性是研究的热点领域。实现这一收益的主要限制是现有疫苗在添加佐剂后被 FDA 认为是新药，因此必须与未添加佐剂的疫苗一样按照标准审批流程进行审批。由于获得所需安全性和有效性数据需要一定时间，这将推迟其普及性[9, 10]。

研发具有更快生产速度的新疫苗平台，是缩短生产疫苗所需时间的一种替代方法。重组疫苗不含有病毒，由昆虫细胞或其他蛋白表达系统(如植物等)所生成的重组流感蛋白组成，是一种有前途的方法[3]。流感疫苗领域的专家预计，重组疫苗的生产和使用将在未来几十年得到明显增长。

一种通用型或广谱型流感疫苗不仅可以消除每年对生产病毒株特异性疫苗的需求，还可以消除为了应对一种新型流行病毒株的出现而生产一种病毒株特异性疫苗的需求。可以在大流行性疫情暴发前使用这种通用型或者广谱型疫苗，或者在大流行性疫情暴发开始后立即进行储存和使用这种疫苗。然而，这种通用型或者广谱型疫苗仍处于早期研发阶段，且鉴于流感病毒的高易变性，研发这种疫苗极具挑战性。

## 二、可增强其在哺乳动物的适应性和传播性的 GOF 研究收益

### (一) GOF 研究概述

#### 1. 病毒在哺乳动物细胞进行系列传代培养

在哺乳动物细胞中对病毒进行系列传代，可以分别筛选到能够提高细胞内产量的病毒株，或者提高对动物的感染性的病毒株。实施系列传代方法可以识别出动物流感病毒(亦即禽流感病毒和猪流感病毒)对哺乳动物具有适应性的过程中所出现的各种突变，从而为研究引发病毒对哺乳动物宿主具有适应性的进化机制提供基础。

#### 2. 病毒在哺乳动物体内进行系列传代培养

在动物体内对病毒进行系列传代，可以得到在哺乳动物体内具有增强传播性能的病毒株。这些研究方法均试图找出增强其传播性能的突变，从而为研究病毒在哺乳动物体内传播性能的分子机制奠定基础。

#### 3. 正向遗传筛选法可以识别出在哺乳动物体内增强病毒适应性/传播性能的性状

正向遗传筛选法指的是对预期可能造成其适应性/传播性能的基因区域进行随机突变，或者对来自两种不同病毒株的亲代基因片段进行基因重配，然后在适当的哺乳动物模型系统中对突变体的传播性能进行分析，从而筛选出具有增强适应性/传播性能的突变体。对新出现的病毒株进行测序分析，识别出可以增强病毒适应性/传播性能的突变，从而为开展在哺乳动物体内传播性能的分子机制研究提供基础。

#### 4. 病毒的靶向基因修饰可以引入在哺乳动物体内增强病毒适应性/传播性能的性状

病毒的靶向基因修饰，亦即定点突变或者基因重配，可以引入具有提高病毒适应性/传播性的遗传性状，然后在适当的哺乳动物模型系统中对突变体的适应性或传播性进行鉴定，从而可以在哺乳动物中得到具有适应性/传播性增强的病毒。

（二）Alt - GOF 方法的潜在收益与局限性

一些 Alt-GOF 方法可以解决流感病毒如何进化到有效感染人类和在人群中传播的问题。首先，对紧密相关的人类病毒株和动物病毒株的序列进行比较，可以确定在人群传播病毒中出现基因变化的起源和进化速度。这种方法可以检查病毒在人群中具有适应性的自发过程，以及病毒在人群中传染性和传播性的潜在机制。然而，只有在自然界中出现具有对人类适应和可在人群中传播的病毒时，才可使用比较序列分析，但迄今为止，动物流感病毒造成人类感染和在人群中传播的能力有限。

对来自于鸟类或哺乳动物宿主的病毒分析其是否在其他哺乳动物物种中具有传播性能，是另一种基于监视措施的方法。这种方法受到与对人类病毒株和动物病毒株进行比较序列分析相同的限制。

## 三、提高病毒毒力的 GOF 研究收益

（一）GOF 研究概述

1. 在细胞培养基或者动物模型中对病毒进行系列传代

分别在细胞培养基中或动物体内对病毒进行系列传代培养，用以筛选具有适应性或者毒力增强的病毒株。实施这种方法基于三个目的。首先，使用系列传代方法可以研发动物模型，用以研究与流感相关的患者发病率/死亡率的分子基础及医疗对策。第二，这种方法能够识别与病毒适应性/毒力增强有关的突变，从而为研究致病性的分子机制提供基础。第三，采用系列传代方法可以确定减毒型病毒株是否能够通过体外或体内传代来恢复其毒性。这是减毒型活流感疫苗在人体临床试验之前进行安全测试的一个重要方面。

2. 正向遗传筛选法可以识别增强适应性/毒力的突变

正向遗传筛选法指的是对可能会对病毒适应性/毒力有影响的基因区域进行随机突变，或者对来自两种病毒株的亲代基因片段进行重配，随后在适当的哺乳动物模型系统中对突变体的适应性或毒力进行鉴定，筛选具有增强适应性/毒力的病毒突变体。对突变病毒进行测序可以识别出能够增强病毒适应性/毒力的突变，从而为调查病毒在哺乳动物体内致病性的分子机制提供基础。

3. 对病毒进行靶向修饰可以提高病毒在哺乳动物中的适应性/毒力

病毒的靶向基因修饰亦即病毒的定点突变或者基因重配，可以引入提高病毒适应性/毒力的遗传特性，随后分别在细胞培养或动物模型中对突变体的适应性/毒力进行鉴定。通过靶向基因修饰，会造成病毒增强在哺乳动物中的适应性/毒力。

实施这种方法基于以下两个目的：①确定以往所表征的潜在遗传性状或者表型性状（如逃避特定的先天性免疫应答等）是否有助于形成致病性的表型；②确认某个特定突变或基因片段对于在适当的模型系统中提高病毒适应性/毒力是必要的且足够的条件。

（二）Alt - GOF 方法的潜在收益和限制

一些 Alt-GOF 方法可以用来揭示在哺乳动物体内具有潜在致病性的遗传性状和表型性状。首先，对出现不同程度致病性的人类病毒株的序列进行比较，可以识别出与毒力增加有关的基因变化。这种方法通过分析大量病毒株，有可能直接识别出与对人类致病性有关的基因特征。然而，相对于 GOF 方法而言，这种方法存在很大的局限性。这种方法的使用明显受到现有监测数据的限制。

功能缺失型（LOF）方法指的是利用随机突变或者定向基因修饰来进行基因筛选用以识别出降低病毒适应性/毒性的基因变化，也可以提供对病毒致病性有贡献的有关遗传性状和表型性状的信息。但使用 LOF 方法可能很难发现相对于低致病性病毒株而言的一些对高致病性病毒株的毒力有影响的性状，如生存能力的变化等。

## 四、造成逃逸现有天然免疫或者诱导适应性免疫的 GOF 研究收益

（一）GOF 研究概述

1. 在存在同源抗体的条件下对病毒进行系列传代

在存在同源抗体的条件下对病毒进行系列传代培养，可获得病毒逃脱抗体中和反应的突变。可以在细胞培养基中实施这个实验并使用单克隆抗体、来自感染患者的康复期血清、感染后的雪貂血清，或者已经接种过疫苗或以前接触过流感病毒的动物。对能够逃避抗体中和反应的病毒株进行测序，可以识别出造成抗原变化的氨基酸残基，从而为研究不同病毒株之间抗原差异的分子机制提供基础。

2. 正向遗传筛选法可以识别改变病毒抗原性的突变

正向遗传筛选法是先对 HA 蛋白进行随机突变，随后利用血凝抑制实验（HAI）或其他分析方法对突变体的抗原性进行分析，以确定氨基酸改变是否会导致抗原性变化。后续研究可能会确定导致抗原性改变的突变对其他病毒表型（如病毒适应性和致病性等）造成的影响。

3. 病毒定点修饰可引入改变病毒抗原性的突变

GOF 方法可能会导致病毒逃避现有的适应性免疫，包括先进行定向基因修饰以引入改变抗原性的突变，随后对突变病毒的抗原性进行分析。值得注意的是，可以通过 GOF 方法（如在存在同源抗体的条件下对病毒进行系列传代培养）或者 Alt - GOF 方法（如对病毒序列进行比较分析）来识别这些突变。这种方法可以证明

一种特殊突变或一组突变对于改变抗原性而言是必要和足够的条件，从而为分析病毒株间存在抗原性差异的分子机制提供基础。

值得注意的是，在人群中对一种已知野生型流感病毒的现有免疫力水平会因在人群中病毒株的传播和其他因素而有所不同。例如，只有那些在 1968 年 H3N2 型大流行性流感疫情之前出生或不久之后出生的人才可能已经获得针对 1968 年的 H3N2 型病毒的免疫力，这是通过自然感染或疫苗接种而获得的免疫力。相比之下，预计大部分人群将对近年来或目前在人群中传播的季节性流感病毒具有免疫力。因此，GOF 方法所得到的可以逃避预存免疫力病毒株的健康风险具有病毒株特异性（也就是说，取决于该病毒株的历史情况，以及在人群中现有免疫力水平）。

这种 GOF 表型的收益评估范围包括季节性流感病毒和大流行性流感病毒。相比之下，人类对动物流感病毒（亦即禽流感病毒和猪流感病毒）并没有获得广泛的免疫力。

（二）Alt - GOF 方法的潜在收益和限制

利用减毒型病毒株进行系列传代研究可以代替野生型病毒株，这是研究抗原性变化的一种 Alt-GOF 方法。使用两种类型的减毒型病毒株来研究抗原性变化的分子机制：具有鼠适应性的 PR8 病毒株（其在人体内没有毒性）[11] 和 6: 2R 病毒株（含有季节性流感病毒的 *HA* 和 *NA* 基因片段，以及 PR8 病毒株的其余 6 个基因片段）。虽然无论使用哪种减毒型病毒株类型都可以提供有关抗原性变化的基本机制信息，但由于野生型病毒株和减毒型病毒株之间在疾病发病机制方面存在差异及其他因素的影响，导致所得结果可能不会代替野生型病毒株。除此之外，由于病毒适应性在体内是一种高度依赖于遗传背景的、多基因参与的复杂性状，因此，6: 2R 病毒株不能用于抗原性突变对野生型病毒株适应性的影响进行预测。最后，由于 PR8 病毒株和 6: 2R 病毒株都不能有效感染雪貂[12]，因此这些研究仅限于使用小鼠模型系统。

病毒的抗原性随着时间的推移会发生变化，对其序列进行比较分析也是研究抗原性进化的一种 Alt-GOF 方法。相对于 GOF 方法而言，比较序列分析方法的优点在于它可以深入了解大量流感病毒株在人群中的抗原性进化过程。然而，这种方法的效果取决于可用监测数据的质量，有些病毒株的可用序列数量有限。

## 五、造成逃避现有治疗措施的 GOF 研究收益

（一）GOF 研究概述

1. 在现有治疗措施下进行病毒传代

在治疗药物存在的情况下，连续传代病毒可使其获得逃避治疗药物抑制作用

的突变。使用这种方法以确定病毒是否以及如何应对来自治疗药物的选择压力而产生抵抗力，并且识别具有抗性的突变，这为之后研究抗病毒药物的作用机制和抗病毒耐药性的机制提供了基础。当使用具有未知病毒靶标的新的治疗候选药物进行传代实验时，该信息还有助于鉴定药物作用靶点，因为抗性突变最可能在靶蛋白中产生。

2. 正向遗传筛选鉴定抗病毒耐药性突变

正向遗传筛选涉及抗病毒靶蛋白（如流感神经氨酸酶蛋白）的随机诱变，然后通过鉴定抗病毒敏感性来筛选突变体。后续研究可以确定抗病毒药物抗性突变对其他病毒表型的影响，如病毒适应性。

3. 通过定向修饰病毒的突变导致逃避治疗措施

病毒的靶向遗传修饰可以引入与抗病毒药物抗性相关的突变，这些突变可能已经通过 GOF 方法鉴定，如连续传代或通过 Alt - GOF 方法（如序列比较分析）。该实验用于证明特定突变或一组突变是必需的，并且足以增强抗病毒药性，为后续调查研究抗病毒药物耐药性的机制提供基础。

(二)Alt - GOF 方法的局限和优势

一些 GOF 方法能够鉴定抗病毒抗性的突变，包括连续传代和靶向遗传修饰，以引入与抗病毒抗性相关的突变。使用减毒重组毒株代替野生型毒株进行这些实验是一种替代方法。这种类型实验中关注流感病毒的 NA 蛋白，使用的重组毒株中含有 *NA* 基因或 *HA* 和 *NA* 基因，它们来自季节性流感毒株和来自实验室适应性减毒毒株 PR8 的剩余的 6 或 7 个基因(7 : 1R 或 6 : 2R 毒株)。流感研究人员认为，关于在减毒重组毒株的背景下突变是否具有抗病毒耐药性的结果通常是可靠的，但结果可能不会在野生型毒株重现。此外，6 : 2R 和 7 : 1R 毒株不能用于发现或探索由于 *NA*(或 *HA*)基因以外的病毒蛋白突变引起的抗病毒耐药性。

也可以使用几种其他方法来鉴定导致抗病毒耐药性的突变。抗病毒抗性和抗病毒敏感性的野生型毒株的序列比较分析能够鉴定与抗病毒药物抗性相关的突变。然而，由于流感病毒之间的遗传多样性较高，识别相关突变可能十分困难。

## 六、GOF 在重配研究中的收益

(一)GOF 重配研究概述

1. 通过组合来自两个或多个病毒的基因节段来产生重配病毒

来自两个或多个野生型病毒分离株的病毒基因节段靶向重配，然后用细胞培养物或具代表性的动物模型来评估遗传相容性。这种方法在某种程度上适用于评估单一重配病毒的遗传相容性和适应性。

2. 正向遗传筛选鉴定重配病毒

正向遗传筛选通过对两种病毒的亲代基因节段的全面重配，产生一组重配病毒，随后在适当的哺乳动物模型系统中通过表征研究重配病毒的适应性。后续研究评估重配体的致病性、感染性和播散性。使用这种方法来评估重配病毒的生存能力和遗传相容性，为研究重配机制提供了基础，并提供重要重配病毒产生的潜力和出现这种事件潜在的公共卫生后果等信息。

3. 反向遗传学重配病毒

在这种方法中使用反向遗传学产生重配体，在细胞培养物或动物模型存在的情况下混合两种野生型病毒的基因节段。

（二）Alt - GOF 方法的潜在优势和局限性

一些 Alt-GOF 方法可分析两种不同病毒的重配潜力。分析人类和动物流感病毒分离株的序列以检测重配事件可以了解在自然界中重配的发生情况。

（1）两种不同的人类季节性流感病毒亚型（如 H1N1 和 H3N2）。

（2）具有相同亚型的人或动物病毒株（如不同的 H3N2 病毒）。

（3）人和动物病毒（如人类季节性 H3N2 流感病毒和猪来源的 H1N1 流感病毒）。

（4）两种不同的动物病毒亚型（如 H9N2 和 H7Nx）。

分析动物和人类分离株提供了适用于大量病毒株的信息，人类分离株的分析提供了与人类直接相关的重配潜力的信息。然而，这种方法受到现有监测数据质量和可用性的限制。此外，该分析仅限于研究在自然界中已经出现的重配病毒。

第二种 Alt-GOF 方法涉及对已经共同感染两种流感病毒的人或动物的病毒分离株进行分析。这种方法可以确定是否发生重配，并且还可以提供对各种基因组合的遗传相容性，以及对影响重配事件结果的宿主选择压力的了解。人类和动物分离株的分析提供了与重配潜力直接相关的信息。然而，这种方法也受到很大的限制。虽然共感染事件时有发生，但这些事件都是临时捕获的，因此这种研究的机会可能相对较少。此外，由于感染途径未知，暴露的水平高低和时间长短，以及由于现有天然免疫或诱导免疫引起的宿主反应的多样性限制了该方法可靠地评估重配病毒遗传相容性的能力。

## 参 考 文 献

[1] NSABB.Framework for Conducting Risk and Benefit Assessments of Gain-of-Function Research. National Science Advisory Board for Biosecurity, May 5, 2015. http://osp.od.nih.gov/sites/default/files/resources/NSABB_Framework_for_Risk_and_Benefit_Assessments_of_GOF_Research-APPROVED.pdf.

[2] Gryphon Scientific .Risk and Benefit Analysis of Gain-of-Function Research，Final Report. April 2016. http://www.gryphonscientific.com/wp-content/uploads/2016/04/Risk-and-Benefit-Analysis-of-Gain-of-Function-Research-Final-Report.pdf.

[3] Bright R. Review of New Vaccine Platforms and Influenza Vaccine Pipeline. http://www.who.int/influenza_vaccines_plan / resources/bright.pdf. Last Update Accessed September 15, 2015.

[4] CDC. Vaccine Adjuvants. http://www.cdc.gov/vaccinesafety/concerns/adjuvants.html. Last Update Accessed September 15, 2015.

[5] Influenza A (H5N1) Virus Monovalent Vaccine, Adjuvanted. http://www.fda.gov/BiologicsBloodVaccines/Vaccines/ApprovedProducts/ucm376289.htm. Last Update Accessed September 15, 2015.

[6] FDA. FDA approves first seasonal influenza vaccine containing an adjuvant. FDA News Release. http://www.fda.gov/NewsEvents/Newsroom/PressAnnouncements/ucm474295.htm. Last Update November 24, 2015. Accessed November 28, 2015.

[7] Novartis. FLUAD® (MF59®-Adjuvanted Influenza Vaccine) Fact Sheet. https://www.novartis.com/sites/www.novartis.com/files/Fluad_Fact_Sheet.pdf. Last Update Accessed September 15, 2015.

[8] Montomoli E, Piccirella S, Khadang B,et al. Current adjuvants and new perspectives in vaccine formulation. Expert Rev Vaccines, 2011, 10 (7): 1053-1061.

[9] Food and Drug Administration. Vaccine Product Approval Process. http://www.fda.gov/BiologicsBloodVaccines/DevelopmentApprovalProcess/BiologicsLicenseApplicationsBLAProcess/ucm133096.htm. Last Update 24 August 2015. Accessed 14 September 2015.

[10] Gruber M. Regulatory Pathways Supporting Development and Approval of Vaccines Formulated with Novel Adjuvant: Regulatory Considerations and Challenges. http://www.fda.gov/downloads/EmergencyPreparedness/MedicalCountermeasures/UCM292045.pdf. Last Update 2012. Accessed 14 September 2015.

[11] Beare AS, Schild GC, Craig JW. Trials in man with live recombinants made from A/PR/8/34 (H0 N1) and wild H3 N2 influenza viruses. Lancet, 1975, 2 (7938): 729-732.

[12] Jin H, Zhou H, Lu B, Kemble G.et al.Imparting Temperature Sensitivity and Attenuation in Ferrets to A/Puerto Rico/8/34 Influenza Virus by Transferring the Genetic Signature for Temperature Sensitivity from Cold-Adapted A/Ann Arbor/6/60. J Virol, 2004, 78 (2): 995-998.

# 第九章 NSABB 分析与建议

2016 年 5 月，NSABB 在经过多次会议讨论[1]，以及参考 Gryphon Scientific 公司进行的 GOF 研究风险和收益评估的定性分析及定量分析报告[2]、Michael Selgelid 博士完成的与 GOF 问题有关的伦理学研究[3]、美国科学院两次会议[4, 5] 的基础上形成了最终的《对"功能获得性"研究进行评估和监督的推荐意见》（*Recommendations for the Evaluation and Oversight of Proposed Gain-of-Function Research*）[6]，本章内容主要来源于该报告。

## 第一节 美国当前的监管措施

### 一、Biosafety 监管

对病原体研究的监管首先通过合理的生物安全操作和防护措施来确保病原体的安全处理。按照《微生物和生物医学实验室生物安全管理办法》（*Biosafety in Microbiological and Biomedical Laboratories*，*BMBL*）[7]、《重组或合成核酸分子有关研究的 NIH 操作指南》（*NIH Guidelines for Research Involving Recombinant or Synthetic Nucleic Acid Molecules*）[8]（以下简称《NIH 指南》）和其他文件的要求进行。在适当的物理和生物防护水平下进行生物安全研究，有助于确保安全的实验室工作环境。

BMBL 是由 CDC 和 NIH 共同发布的指导文件，被认为是美国实验室生物安全的权威参考。BMBL 提供了许多细菌、真菌、寄生虫、立克氏体、病毒等病原体的概述性说明，包括病原体特征及其自然感染方式、病原体的潜在职业危害，以及对实验室安全和防护的建议。BMBL 还介绍了生物防护的基本原理，包括合理的微生物操作、安全设备和防护措施，以保护实验室工作人员、环境和公众不受实验室处理及储存感染性微生物的影响。为了预防出现与实验室相关的感染，BMBL 还介绍了生物安全风险评估的分析流程，确保选择适宜的微生物操作、安全设备和防护措施。BMBL 会定期更新，完善其指导方针，并解决与实验室工作人员和公共卫生所面临的新风险有关的问题。

虽然 BMBL 没有专门涉及 GOF 的研究，但包括对各种流感病毒株的概述性说明和生物防护指导方针。BMBL 并不是一份管理文件。虽然美国的资助机构会要求按照 BMBL 的要求进行研究并将其作为资助条件，但一般来说，是否遵守 BMBL 的要求是自愿的。

《NIH 指南》规定了安全构建和处理下列物质的操作方法：重组核酸分子、合成的核酸分子及含有这些核酸分子的细胞、生物体和病毒。《NIH 指南》适用于接受 NIH 资助的研究机构重组或合成核酸分子有关的基础研究和临床研究。NIH 要求遵守《NIH 指南》的要求，且将其作为获得资助的条件。《NIH 指南》关注风险评估、基于病原体致病性能及其医疗对策的病原体风险分类、物理和生物控制水平、实际操作、个人防护设备和职业健康。为确保研究的安全实施，《NIH 指南》明确了实验室人员和研究机构的职责。按照《NIH 指南》的要求，研究机构必须设立研究机构生物安全委员会（Institutional Biosafety Committee，IBC），对相关研究进行审批。IBC 提供监管并确保遵守《NIH 指南》的要求。重组 DNA 咨询委员会（Recombinant DNA Advisory Committee，RAC）需要对一些更高风险的实验进行审查并由 NIH 主任批准。为持续对新发病原体或实验方法提供合适指导，《NIH 指南》会定期更新。

《NIH 指南》提供关于开展重组或合成核酸研究风险评估、加强防护和实践的指导方针。尽管《NIH 指南》常被作为生物安全指导标准，但只有接受 NIH 资助开展重组或合成核酸分子研究的研究机构，才需要遵守《NIH 指南》的规定。因此，一些 GOF 研究机构可能不需遵守《NIH 指南》的要求。

## 二、联邦选择性病原体计划

美国对于持有、使用和运输对公共安全、动物或植物健康具有威胁的病原体或毒素进行严格管理。这些病原体或毒素被称为"select agent"，是指任何对公共健康和安全、动植物健康或产量具有威胁的病原体或毒素，这种威胁包括蓄意的或非蓄意的。

《2002 年公共卫生安全和生物恐怖主义应对法》（*The Public Health Security and Bioterrorism Preparedness and Response Act of 2002*）[9]要求美国卫生与公众服务部（HHS）和美国农业部（United States Department of Agriculture，USDA）建立和管理选择性病原体（select agent）清单，即可能会对公共卫生和安全、动植物健康或者动植物产品构成严重威胁的病原体和毒素。选择性病原体计划（Federal Select Agent Program，FSAP）由 HHS 的疾病预防控制中心和 USDA 的动植物检验服务中心（Animal and Plant Inspection Service）联合管理（http://www.selectagents.gov）。FSAP 监管生物剂和毒素的所有权、使用和转让，每两年对病原体和毒素清单进行一次审查和更新。按照规定，拥有、使用或转让任何选择性病原体的个人和研究机构都应进行注册、遵循适当的生物安全流程并进行定期检查。个人必须在 FSAP 注册后方可获得选择性病原体或毒素，这要求他们按照联邦调查局（FBI）的要求进行安全风险评估。如果没有遵守选择性病原体的要求，将会受到法律惩罚。选择性病原体的规定也适用于基因修饰后的病原体和毒素。选择性病原体和毒素技术咨询委员会是针对 FSAP 的咨询机构，对是否从清单中添加或删除某病原体或毒素提供建议。

　　在制定清单的过程中，考虑的一些标准包括：病原体或毒素对人、动物、植物的影响；病原体或毒素的毒力及其传播到人、动物或植物的方式；针对病原体或毒素引起疾病的现有有效药物及疫苗情况等。病原体或毒素清单于 2002 年 12 月 13 日发布，随后根据一些实验室、大学和私人机构的建议，清单于 2005 年进行了修订(表 9-1)。

**表 9-1　威胁病原体和毒素监管清单**

| 监管部门 | 病原体或毒素 |
| --- | --- |
| 疾病预防控制中心 | 相思子毒素，肉毒神经毒素，肉毒梭状芽孢杆菌，猕猴疱疹病毒，产气荚膜梭菌毒素，巨细胞内孢子菌，芋螺毒素，贝氏柯克斯体，克里米亚-刚果出血热病毒，醋酸藨草镰刀菌烯醇，东方马脑炎病毒，埃博拉病毒，土拉热弗朗西斯菌，拉沙病毒，马尔堡病毒，猴痘病毒，重新构建的具有复制能力的 1918 H1N1 流感病毒，蓖麻毒素，普氏立克次体，立氏立克次体，蛤蚌毒素，志贺样核糖体失活蛋白，志贺毒素，南美出血热病毒，Flexal 病毒，瓜纳里托病毒，胡宁病毒，马丘波病毒，萨比亚出血热病毒，金黄色葡萄球菌毒素，T2 毒素，河豚毒素，蜱媒脑炎病毒，中欧蜱媒脑炎，远东蜱媒脑炎，科萨努尔森林病毒，鄂木斯克出血热病毒，俄罗斯春夏脑炎病毒，天花病毒，类天花病毒，鼠疫耶尔森菌 |
| 动植物卫生检疫署 | 非洲马瘟病毒，非洲猪瘟病毒，赤羽病毒，禽流感病毒，蓝舌病病毒，牛海绵状脑病朊病毒，骆驼痘病毒，猪瘟病毒，反刍动物埃立克体，口蹄疫病毒，山羊痘病毒，日本脑炎病毒，牛结节疹病毒，恶性卡他热病毒，梅南高病毒，丝状支原体山羊亚种(山羊传染病胸膜肺炎)，丝状支原体亚种(牛传染性胸膜肺炎)，小反刍兽医病毒，牛瘟病毒，绵羊痘病毒，猪水疱病病毒，水疱性口炎病毒，新城疫病毒 |
| 疾病预防控制中心与动植物卫生检疫署 | 炭疽芽孢杆菌，布鲁氏菌，羊布鲁氏菌，猪布鲁氏菌，鼻疽伯克霍尔德菌，类鼻疽伯克霍尔德菌，亨德拉病毒，尼巴病毒，裂谷热病毒，委内瑞拉马脑炎病毒 |

　　如果 GOF 研究的病原体位于选择性病原体清单之中，FSAP 会对该研究进行监管。开展此类研究的研究人员和研究机构都必须接受 FBI 开展的安全风险评估，向 FSAP 登记、接受有关处理此类病原体的适宜流程和操作培训，并遵守规定的其他要求。高致病性 H5N1 型禽流感病毒和 1918 流感病毒均为选择性病原体。在对这些病毒开展实验之前，将需要对其进行额外审批。非美国政府资助类(即私营企业资助)的病原体研究的管理规定也适用于 FSAP。

### 三、生命科学"需关注的两用性研究"(DURC)的联邦和研究机构监管

　　2012 年 3 月发布的《美国政府生命科学两用性研究监管政策》要求联邦各行政部门对拟开展和正在进行的研究项目进行审查，以确定其是否属于 DURC。该政策主要监管与 15 种高致病性病原体和毒素有关的研究项目[10]。监管的主要病原体或毒素包括禽流感(高致病)病毒、炭疽杆菌、肉毒神经毒素、鼻疽伯克霍尔德菌、类鼻疽伯克霍尔德菌、埃博拉病毒、手足口病病毒、土拉热弗朗西斯菌、

马尔堡病毒、重新构建的 1918 流感病毒、牛瘟病毒、肉毒梭状芽孢杆菌产毒株、天花病毒、类天花病毒、鼠疫耶尔森菌等。

共涉及下列 7 种实验：

(1)增强病原体或者毒素的有害影响；

(2)破坏对病原体或毒素的免疫有效性；

(3)抵抗对病原体或毒素的有效预防、治疗或检测措施；

(4)增强其稳定性、传播性或播散病原体或毒素的能力；

(5)改变病原体或毒素的宿主范围或趋向性；

(6)增加宿主对病原体或毒素的敏感性；

(7)产生或重构一个已被根除的病原体或毒素。

当项目涉及 15 种病原体中任意一种且可能涉及上述 7 种实验效果中任何一种的时候，这些项目会被确定为 DURC。

2014 年 9 月发布的《美国政府生命科学两用性研究研究机构监管政策》指出研究机构在识别和管理 DURC 方面的责任。研究机构将建立研究机构审查实体(Institutional Review Entity，IRE)来审查其研究对象，以确定是否存在与上述 7 种实验结果中任何一项有关的研究；如果存在的话，则确定该研究是否属于 DURC[11]。

当 DURC 被资助部门或研究机构确定后，资助部门和研究机构将提出风险降低计划。由联邦资助机构批准 DURC 风险降低计划，并由资助部门和研究机构每年对其进行审查。

在 DURC 政策范围内的上述 7 项实验中，有一些会被认为是 GOF 研究。有 2 种流感病毒在 DURC 政策范围内，而 SARS 和 MERS 冠状病毒不在此内。

## 四、"功能获得性"研究的 HHS 资助审查

仅有一项美国政策专门针对 GOF 研究，即《美国卫生与公众服务部对具有高致病性 H5N1 型禽流感病毒生成潜力的研究(可经呼吸道在哺乳动物间传播)计划资助决定的框架》(简称《HHS 框架》)。该政策由 HHS 于 2013 年 2 月发布。按照《HHS 框架》的规定[12, 13]，在得到 HHS 资助前，对一些具有呼吸道传播高致病性 H5N1 型禽流感病毒生成潜力的研究计划进行特别审批。该政策随后被扩大到对类似研究计划进行审批，如低致病性禽流感病毒 H7N9 等[14]。

在对相关研究计划进行资助之前，HHS 内的资助管理机构(如 NIH、CDC 和 FDA 等)均可对其进行审查，并将相关研究提交给部门审查小组，即 HHS 的 HPAI H5N1 "功能获得性"评估小组。来自不同学科的 HHS 专家组成审查小组。HHS 专家审查小组对 GOF 研究提案进行审查，并向 HHS 资助机构建议是否对该研究进行资助，以及是否需要采取额外措施来减轻风险。GOF 研究获得 HHS 资助必

须满足下列标准：

（1）预期所生成的病毒可通过自然进化过程得到；

（2）该研究解决了对公共卫生具有重要意义的科学问题；

（3）没有可行的替代方法来解决同样的科学问题，使得其风险降低；

（4）对实验室工作人员和公众的生物安全（biosafety）风险可以得到充分缓解和管理；

（5）生物安全（biosecurity）风险可以得到充分缓解和管理；

（6）为了实现其对全球健康的潜在收益，可广泛分享该研究信息；

（7）资助机制可对研究的实施和交流进行合理监管。

《HHS 框架》要求在决定资助一些 GOF 研究之前应仔细考虑与之相关的风险和收益。这使得 HHS 能够在为研究提供资金之前明确潜在风险并在一开始就对降低风险提出建议，如考虑替代方法或修改实验设计等。另一方面，《HHS 框架》的范围比较窄，目前只涵盖两种流感病毒有关的项目，仅涉及一种特定实验结果（经呼吸道在哺乳动物间传播）（图 9-1）。

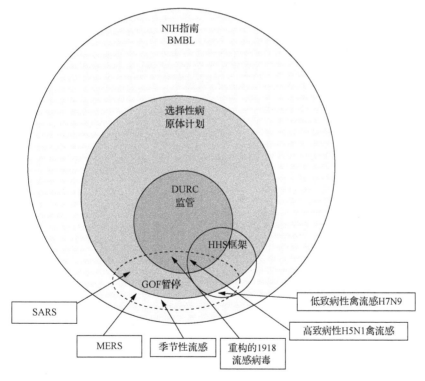

图 9-1 与病原体有关的生命科学研究的各项监管政策的涵盖范围

## 第二节　NSABB 的研究发现

1. GOF 研究并不具有相同的风险水平，仅有一小部分的 GOF 研究具有潜在的较大风险，需要额外监管

与所有涉及病原体的生命科学研究一样，GOF 研究也存在内在的生物安全 (biosafety 和 biosecurity) 风险。涉及具有大流行性潜力的病原体的 GOF 研究存在的风险最大。与这些病原体有关的实验室事故可能会释放该病原体，其在人群中可能迅速传播。同时，这些实验室病原体如果被恶意使用，对国家安全或公共卫生造成的威胁会比野生型病原体更严重。虽然这种事故发生的可能性很小，但并非不存在。其潜在后果虽不确定，但可能会非常严重。

根据相关风险引起关注的程度，GOF 研究可分成两类：GOF 研究和值得关注的 GOF 研究。GOF 研究包括通过实验操作提高病原体某些特征的所有研究，绝大多数 GOF 研究并没有引起明显关注，这些研究不涉及新风险或重大风险，并且有适当的监管来控制风险。值得关注的 GOF 研究(GOFROC)指的是一小部分生成具有大流行性潜力病原体的 GOF 研究,该病原体具有高毒力和高传染性(图 9-2)。

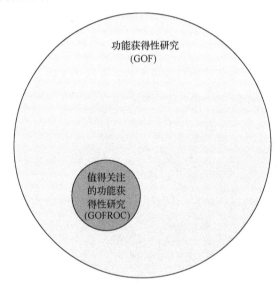

图 9-2　GOF 研究与 GOFROC 研究

2. 美国政府具有一些政策来确定和管理与生命科学研究有关的风险。如果政策能够有效实施，可在一定程度上对值得关注的 GOF 研究的风险进行有效管控

按照《NIH 指南》、BMBL、联邦和研究机构监督 DURC 的政策、选择性病原体计划、出口管制条例，以及其他相关政策的要求，进行美国联邦资助的生命

科学研究。同时，HHS 还发展框架来指导是否对某些涉及 H5N1 和 H7N9 流感病毒的 GOF 研究进行资助。总的来说，上述这些政策旨在降低生物安全(biosafety/biosecurity)风险及与生命科学研究相关的其他风险，如引起人们关注的GOF 研究风险等。

在研究的实施过程中，美国政策可以在整个研究周期的几个阶段进行监管，如研究提案审查、资助决定、研究实施等。除此之外，许多实体也负责提供监督、风险管理或发布指南，如资金资助部门、联邦咨询委员会、研究机构审查委员会、期刊编辑等。

即使这些政策的有效实施可以控制与生命科学研究相关的大部分风险，但需要对一些 GOFROC 进行更全面的监管。除此之外，现有政策无法完全涵盖所有 GOF 研究，如联邦政府无法对由私营企业或者在私营企业内部资助和实施的GOFROC 进行监管。各研究机构的监管也各不相同，研究机构的资源也不相同。

3. 各监管政策的范围和适用性不同，无法涵盖所有的潜在 GOFROC

当前的政策适用于部分但不是全部 GOFROC。不涉及选择性病原的功能获得性研究往往仅通过研究机构层面的监管，如《NIH 指南》和 BMBL。另外，没有使用美国政府基金的 GOFROC 也不受联邦资助机构的监管。其他国家也可以资助和开展包括 GOF 研究在内的生命科学研究，这也超出了美国政府的监管范围。

除此之外，美国各联邦政府监管政策也互不相同。不同的政策旨在管理不同的风险，不同的联邦部门执行的政策不同。由于各政策之间没有进行足够的协调，导致监管工作出现重复和空白。

4. 不断更新的政策方法是确保监管效果和降低风险的措施

许多但并非全部应用于 GOF 研究的政策在本质上都是一直适合的。BMBL会定期更新，《NIH 指南》和选择性病原体计划也会定期更新或修订。DURC 政策和《HHS 框架》都没有明确的审查与更新机制。

5. 如果 GOF 研究的潜在风险大于潜在收益，不应该进行此类研究。在对研究建议进行审查时应重点关注研究的科学价值，但其他因素如法律、伦理、公共卫生及社会价值等也需要考虑

因各种伦理学原因无法开展研究的示例如下所示：研究涉及人类受试者但没有提供并签署知情同意书；预计研究会对人类受试者造成严重伤害等。例如，研发生物武器是不合乎道德的行为，并被国际条约所禁止。对一项研究进行伦理学评估，需要全面了解该项研究的科学细节，如研究目的和任何可预见的不良后果等。

NSABB 并不寻求获得那些不应开展的研究清单，而是寻求一般性原则，以清楚哪些是允许资助的研究，哪些是不允许资助的研究。

6. 像所有生命科学研究一样，对与值得关注的 GOF 研究有关的风险进行管理时，联邦和研究机构都参与监管

通过工程控制、实验室操作、医疗监测和支持、适当培训和其他干预手段，对与生命科学研究相关的生物安全(biosafety/biosecurity)风险进行管理。然而，GOFROC 有可能产生具有重大风险的病毒株，需要对其采取额外的监管和遏制措施。负责管理与 GOFROC 有关的风险需要对联邦和研究机构两个层面的严格监管，包括严格的培训和安全承诺等。

7. 资助和开展 GOF 研究包括许多国际性问题

与 GOFROC 有关的潜在风险-收益在本质上具有国际性，实验室事故和故意滥用可能会造成全球性后果。疫苗和其他医疗对策的开发，以及疾病监测均具有重要的国际收益。虽然关于 GOFROC 的美国政府资助政策只会直接影响美国政府资助的国内研究和国际研究，但美国在这方面所做的决定会影响 GOFROC 在全球范围内的监管政策。

# 第三节　NSABB 的推荐意见

## 一、建议 1

**涉及 GOF 的研究建议案具有重大的潜在风险，在决定是否接受资助前应接受额外的严格审查。如果得到资金支持，这些项目应该受到联邦和研究机构层面的持续监管。**

GOFROC 可以生成具有大流行性潜力的病原体，也许是新病原体。虽然与此类研究相关的风险具有不确定性，但可能具有重大意义。该研究有可能生成具有大流行性潜力的实验室病原体，尽管大流行风险概率可能很低。因此，在开展此类研究之前必须建立新的、资助前进行的审批机制。

(一)确定值得关注的 GOF 研究

为确定该研究项目是否是 GOFROC，必须预期其能够产生具有以下两种属性的病原体。

(1)所生成的病原体可能具有高传染性，且在人群中的传播具有广泛性和不可控性。

被认为具有"高传染性"的病原体在人群中传播具有持续性，尤其但不仅限于经呼吸道传播。

(2)所生成的病原体具有强毒力，会引起人体发病以及死亡。

被认为具有"高毒力"的病原体具有引起人体严重后果的能力，如严重疾病和高致死率等。

(二)GOFROC 研究的资助前审批

如果有资金支持的话，在进行资助之前，应对涉及 GOFROC 的研究提案进行额外的审查，且联邦政府在整个研究过程中对其进行监督。

1. 评审和资助的原则

只有完全符合以下原则的研究项目才可接受资助。

(1)同行已对研究提案进行审查，确定其具有科学价值，且对所涉及研究领域具有重要影响。

(2)必须对预期所生成的病原体根据科学证据判断其可以天然产生。

很难预测自然界中能出现或将要出现的病原体类型。然而，在实验室操作生成具有大流行性潜力的病原体之前，必须考虑这种病原体能否在自然界中出现。如果 GOFROC 研究会生成一种预期在自然界中出现的病原体，或者它会对自然进化过程进行深入了解，那么，可允许资助该研究。但如果 GOFROC 研究要产生一种极不可能出现在自然界的实验室病原体，那么，不允许资助该研究。

(3)对与研究项目有关的潜在风险和收益进行评估。

在资助 GOFROC 之前，必须仔细评估其预期风险和潜在收益。一般而言，与研究项目相关的潜在收益应该符合或者超过其假设风险。涉及重大风险和预期较少收益的研究项目在伦理学上是不可接受的，且不应得到资助。应对风险进行管理并应尽可能降低风险。评估研究项目时应考虑到其风险可被降低的程度。

(4)缺乏具有相同效果且风险更低的可行性替代方法来解决同一个科学问题。

在资助 GOFROC 之前，须对替代方法进行仔细分析。只要有可能，就应采取风险更小的实验方案。

(5)提出研究的研究人员和研究机构应有能力并承诺安全可靠地开展研究，并有能力对实验室事故和安全漏洞作出迅速充分的反应。

在资助 GOFROC 之前，必须确定和评估 GOFROC 相关风险，并制订切实可行的风险管理计划。为了管理与 GOFROC 有关的风险，研究机构必须具备下列条件：充足的设施和资源、经过培训的人员、持续的职业健康和安全监测程序、与当地公共卫生部门和应急人员保持联系。

(6)按照适用法律法规的要求，预计研究结果将被共享，具有对全球健康的潜在收益。

在资助 GOFROC 之前，应考虑其可能产生的研究相关信息和产品类型。研究相关信息和产品应该被适当地共享。

(7)通过资助机制支持该研究，该机制允许在整个研究期间对研究的所有方面进行适当的风险管理和持续的联邦及研究机构监督。

应通过适当的机制资助GOFROC，该机制可确保使用适当的生物防护条件、适当的生物安全预防措施已经到位。

(8)拟支持的研究具有伦理合理性。是否应开展GOFROC的决定涉及价值判断，以评估任何潜在风险是否合理。在最终决定是否资助GOFROC时，应考虑非恶意、有收益、合法、尊重个人、科学自由等。

2. 涉及GOF研究申请的审查过程

NSABB提出下列方法来指导是否决定资助GOFROC。对可能涉及GOFROC的研究项目进行审查，共包括下列5个步骤：

(1)研究人员和研究机构根据所述GOFROC两种特性确认GOFROC；

(2)资助机构确认GOFROC；

(3)专家小组审查涉及GOFROC的研究提案，以确定其是否符合指导资助确定的8条原则，并对是否可以资助研究项目提出建议；

(4)资助机构作出资助决定，如果研究提案获得资助，建立风险缓解计划，并确保持续监督；

(5)研究人员和研究机构按照适用的联邦、州和当地监管政策的要求开展研究，并采取必要的风险降低策略。联邦机构提供监督，以确保遵守既定的风险降低计划和资助条款。

研究人员和研究机构确认GOFROC(第1步)：在提交资助申请之前，研究人员和研究机构应确定可能的GOFROC并提交研究计划的相关信息，如生物安全(biosafety/biosecurity)计划、在发生事故或盗窃时与公共卫生部门和安全官员进行协调的计划、可用设施的介绍、非GOFROC类替代方法的考虑等。

行政部门审查GOFROC(第2步和第3步)：在资助机构完成科学价值评估后，资助机构确认该研究提案是否属于GOFROC(第2步)。在决定资助之前，与GOFROC有关的研究提案将需要更高一级部门对其进行额外审查(第3步)。如果该研究提案与GOFROC无关，将按正常途径继续进行进一步的评估和资助决定。

资助决定和风险降低(第4步)：在部门评估的整个过程期间，应严格评估相关的风险管理计划，并建议采取必要的风险降低措施，以确保GOFROC能接受资助。

持续监管(第5步)：最后，在整个资助期间，联邦部门和研究机构的监管都是至关重要的。

## 二、建议2

**决策咨询机构应透明化，公众参与应被作为美国政府对GOFROC研究的监**

督政策的一部分。

咨询机构，如根据联邦咨询委员会法案（Federal Advisory Committee Act）管理的委员会应对美国政府 GOFROC 的审查、资助和实施等政策进行独立审查。另外，该机制还将确保透明度、促进公众参与和促进关于 GOFROC 的持续对话。

## 三、建议 3

**美国政府应采取适时性政策，以确保其监管与 GOF 研究相关风险适用。**

GOFROC 的风险-收益情况会随着时间的推移而发生改变，应定期对其重新评估，以确保与此类研究相关的风险得到充分管理，并使其收益得以实现。

（1）建议 3.1：美国政府应建立一个系统收集和分析有关实验室安全事故、安全漏洞及消除风险措施有效性的机制。

审查这些数据将有助于更好地了解风险、为风险评估提供信息，并允许随着时间的推移对监督政策进行细化。

（2）建议 3.2：美国政府应建立系统收集和分析有关研究机构审查实体（Institutional Review Entity，IRE）面临的问题、决定和经验教训的机制。审查这些数据将有助于更好地了解政策执行的有效性和一致性，并支持当地的 IRE 决策。

## 四、建议 4

**在可能情况下，应将 GOFROC 的监管机制纳入现有政策框架之中。**

任何对 GOFROC 的额外监督都应建立在现有机制上，而不是让美国政府制定出一个关于 GOFROC 的具体政策。适应或协调当前的政策要比开发全新的监管框架或全新方法来管理与这些研究相关的风险更可取。

## 五、建议 5

**美国政府应考虑一些方法，无论其资金来源如何，确保在美国国内或美国研究机构所开展的所有 GOFROC 都受到监管。**

由美国政府资助或者私人资助并在美国国内开展的 GOFROC 都应接受同等监管，以确保与之相关的风险得到充分管理。

## 六、建议 6

**美国政府应努力加强实验室生物安全（biosafety/biosecurity），同时，作为这些努力的一部分，美国政府还需要提高人们对有关 GOFROC 的认识。**

目前关于 GOFROC 的讨论主要是国内外关于实验室防护与安全问题的广泛讨论。通过联邦政策和监管政策，采取"自上而下"的方法管理与 GOFROC 有关的风险是非常适合的。然而，仅有"自上而下"的方法可能远远不够。同样重要的是,要有足够训练有素的人员,可为开展 GOFROC 提供安全可靠的实验室环境。因此,采取"自下而上"的方法也很重要,即对科学研究的负责人,以及参与设计和实施 GOFROC 的研究工作人员,进行有关生物防护、生物安全及其研究行为责任的教育。

## 七、建议 7

**美国政府应与国际社会就有关 GOFROC 的监督和实施进行对话。**

生命科学研究是一项全球性工作。随着越来越多的研究人员开始涉及病原体的研究,相关的风险变得更有可能具有国际影响。美国政府应继续与国际社会讨论有关两用性研究问题,包括政策、监督机制、科学研究行为、生物防护、生物安全、遏制、出版、资助和生物伦理学等。

## 参 考 文 献

[1] Information about these meetings and activities, including agendas, summaries, and archived videocasts. http://osp.od. nih.gov/office-biotechnology-activities/biosecurity/nsabb/nsabb-meetings-and-conferences/past-meetings.

[2] Gryphon Scientific .Risk and Benefit Analysis of Gain-of-Function Research, Final Report. April 2016. http://www. gryphonscientific.com/wp-content/uploads/2016/04/Risk-and-Benefit-Analysis-of-Gain-of-Function-Research-Final-Report.pdf.

[3] Selgelid M. Gain-of-Function Research: Ethical Analysis. April 2016. http://osp.od.nih.gov/sites/default/files/Gain_of_Function_Research_Ethical_Analysis.pdf.

[4] National Research Council and the Institute of Medicine of the National Academies. 2015. Potential Risks and Benefits of Gain-of-Function Research: Summary of a Workshop, December 15 & 16,2014. WashingtonDC: The National Academies Press.

[5] National Academies of Sciences,Engineering, and Medicine. 2016. Gain of Function Research: Summary of the Second Symposium, March 10-11, 2016. WashingtonDC: The National Academies Press. doi: 10.17226/23484.

[6] NSABB.Recommendations for the Evaluation and Oversight of Proposed Gain-of-Function Research. https://osp.od. nih.gov/sites/default/files/resources/NSABB_Final_Report_Recommendations_Evaluation_Oversight_Proposed_Gain_of_Function_Research.pdf.

[7] Biosafety in Microbiological and Biomedical Laboratories(BMBL), 5th Edition. http://www.cdc.gov/biosafety/publications/bmbl5/.

[8] NIH Guidelines for Research Involving Recombinant or Synthetic Nucleic Acid Molecules(NIH Guidelines), November 2013. http://osp.od.nih.gov/sites/default/files/NIH_Guidelines.html.

[9] Public Health Security and Bioterrorism Preparedness and Response Act of 2002. https://www.gpo.gov/fdsys/pkg/STATUTE-116/pdf/STATUTE-116-Pg594.pdf.

[10] United States Government Policy for Oversight of Life Sciences Dual Use Research of Concern. https://phe.gov/s3/dualuse/Documents/us-policy-durc-032812.pdf.

[11] United States Government Policy for Institutional Oversight of Life Sciences Dual Use Research of Concern. http://www.phe.gov/s3/dualuse/Documents/oversight-durc.pdf.

[12] A Framework for Guiding U.S. Department of Health and Human Services Funding Decisions about Research Proposals with the Potential for Generating Highly Pathogenic Avian Influenza H5N1 Viruses that are Transmissible among Mammals by Respiratory Droplets. U.S. Department of Health and Human Services, February 2013. http://ww w.phe.gov/s3/dualuse/Documents/funding-hpai-h5n1.pdf.

[13] Patterson AP, Tabak LA, Fauci AS,et al. A framework for decisions about research with HPAI H5N1 viruses. Science, 2013, 339(6123): 1036-1037.

[14] Jaffe H, Patterson AP, Lurie N. Extra Oversight for H7N9 Experiments. Science, 2013, 341(6147): 713-714.

# 结　　语

流感病毒功能获得性研究引起了广泛的关注与争议。虽然美国及一些学术机构开展了大量的工作，但是对于流感病毒功能获得性研究及其他两用生物技术的风险评估尚不能达成完全一致意见，一些评估工作也不能完全定量化。2017 年12 月，美国国立卫生研究院(NIH)宣布科学家可以重新使用联邦经费，开展病原体(如流感病毒)的"功能获得性"研究(Framework for Guiding Funding Decisions about Proposed Research Involving Enhanced Potential Pandemic Pathogens 2017)，但是审查过程更加严格。

通过对两用生物技术风险评估及流感病毒功能获得性研究的风险评估分析，可以得出以下认识。

1. 与两用性有关的生物技术分析应从应用领域、技术方法、造成的后果三个方面考虑

两用生物技术风险评估的首要环节是技术监测，技术监测应当从应用领域、技术方法、造成的后果三个方面考虑。应用领域如医学、农业和工业等；技术方法如 RNAi、CRISPR、DNA shuffling 等；造成的后果如提高生物剂或毒素的毒力、抵抗预防、治疗或诊断措施、改变病原体或毒素的宿主范围等。

2. 中国病原微生物研究实力增强，但对生物技术安全的研究与关注不够

通过文献计量学分析可以看出，中国流感病毒研究相关的文献数量较多，排在美国后面，居全球第二位。对一些争议流感实验室研究论文的引用次数也较多，但其中关注其生物安全问题的文章不多。

3. 政策研究发挥重要决策支持作用

从美国流感病毒功能获得性研究风险评估的整个过程可以看出，对于一个有争议问题的科学判断，需要不同专业、背景、机构人员的共同努力，美国政府严谨的态度和采取的措施值得我国借鉴。

4. 对 GOF 研究生物安全风险的认识差别很大

从荷兰伊拉斯姆斯大学医学中心 Ron Fouchier 与哈佛大学公共卫生学院的 Marc Lipsitch 等对于流感病毒功能获得性研究的生物安全(biosafety)风险争论可以看出，对于流感病毒 GOF 研究的生物安全风险的认识差别很大。

5. 我国生物技术安全相关政策法规要不断完善

中华人民共和国科学技术部 2017 年 7 月发布了《生物技术研究开发安全管理办法》加强生物技术的安全监管。这是在 1993 年国务院发布的《基因工程安全管理办法》之后，我国发布的又一部针对生物技术安全的法规。但与美国等国家相比，我国的生物技术安全法规建设还有一定差距。

对于包括流感病毒功能获得性研究在内的生物技术两用性问题，有以下展望及建议。

(1)虽然美国及一些学术机构开展了大量的工作，由于存在大量不确定性及指标的难以定量化，对于流感病毒功能获得性研究及其他两用生物技术的风险评估结果短期内难以达成一致意见。

(2)可以预见，今后生物技术两用性研究仍将处于不断发展的状态。一些新的两用生物技术可能在短时间内不会造成明显的安全风险，但其安全性问题必将随着时间的推移和技术的不断发展而逐渐显现。

(3)对生物技术两用性风险进行全面评估，提出符合我国国情在促进生物技术发展的同时降低生物技术两用性风险的管理对策，对我国生物技术发展及生物安全工作非常重要。

(4)流感病毒功能获得性研究风险评估，对其他两用生物技术的风险评估具有很好的启发和示范作用。

(5)为应对两用生物技术蓄意或非蓄意的威胁，需提高国家整体生物防御能力水平。